Momat Kitenge Felix

# Parto natural após uma cesariana anterior

Momat Kitenge Felix

# Parto natural após uma cesariana anterior

## Desenvolvimento e validação da pontuação preditiva PAUM

ScienciaScripts

**Imprint**



Cover image: www.ingimage.com

This book is a translation from the original published under ISBN 978-620-2-54673-7.

Publisher:
Sciencia Scripts
is a trademark of
Dodo Books Indian Ocean Ltd. and OmniScriptum S.R.L publishing group

120 High Road, East Finchley, London, N2 9ED, United Kingdom
Str. Armeneasca 28/1, office 1, Chisinau MD-2012, Republic of Moldova, Europe
Printed at: see last page
**ISBN: 978-620-8-31747-8**

Índice:

# Parto natural após uma cesariana anterior: é possível

# Desenvolvimento e validação da pontuação preditiva PAUM

**Por Félix Momat Kitenge**

# Dedicação

Para os meus pais ;

À minha amada esposa e digna mãe, portadora de um útero com três cicatrizes;

Aos meus queridos filhos;

A todas as mulheres com cicatrizes no útero;

Dedico-vos este livro.

# PREFÁCIO

**"Tota mulier in utero"** (Hipócrates) *[Toda a mulher (está) no útero*].

[e] Esta foi uma máxima provocadora do grande Hipócrates de Cós, que não teria sobrevivido ao opróbrio que teria atraído se tivesse vivido no século XXI! [e]Esta frase assassina foi perpetuada até à saciedade por todos os médicos do Século das Luzes, depois de os homens terem invadido o domínio sagrado dos "*obstetras*" no século XVI, esses dignos herdeiros dos longínquos pensionistas do Colégio de Sais no antigo Egito. Esta ideia, que persistiu explicitamente até depois da Primeira Guerra Mundial, está ainda hoje implícita se considerarmos todas as injustiças sofridas pelas mulheres, devido à sua feminilidade, na maioria das sociedades humanas.

Embora hoje este aforismo possa hipocritamente parecer chocante, Hipócrates era apenas o filho de uma época dominada por um machismo social cujos actuais seguidores se limitam a travar uma ação de retaguarda condenada ao fracasso. Com o cenário assim montado, é altura de reler com alegria a nossa frase original!

De facto, no seu "Isagoge breves", publicado em 1954, Jacopo Berengario da Carpi, que realizou a primeira descrição exacta do útero tal como o conhecemos, descreveu-o como o único órgão digno de reprodução no seu livro publicado em 1514. É, de facto, o órgão que permite à mulher e à mãe, ao contrário do pai, estar em comunhão biológica ou, melhor ainda, em simbiose permanente com o futuro recém-nascido e já "*homúnculo*" durante toda a gravidez, antes de ser tomado pelos seios da mãe desde o nascimento até ao desmame. Trata-se, portanto, de um órgão nobre e respeitável, tendo em conta a sua finalidade, que é a de ser simultaneamente o recetáculo natural do início da vida, a sua preservação e a sua passagem para o mundo dos descendentes *do Homo sapiens*!

Além disso, é do conhecimento geral que a maioria das mulheres tem um desejo natural de ser mãe, um sentimento que é partilhado pela maioria das mulheres.
Mulheres africanas. Em África, em particular, as mulheres sentem-se angustiadas com a ideia de não poderem levar uma gravidez a termo, uma situação que implica um ostracismo social ao nível da família alargada e da comunidade em geral. Isto traz-me à memória os primeiros anos da minha prática obstétrica, quando éramos

constantemente confrontados com a principal complicação de cesarianas anteriores por incisão corporal vertical: a rutura uterina no final da gravidez, que geralmente resultava num feto morto. Na maior parte dos casos, a solução cirúrgica era uma histerectomia subtotal interanexial, sem que ninguém tivesse a coragem de informar a mulher ou o seu companheiro: *O tempora, O mores*! Na altura, não era raro aparecer uma antiga doente, acompanhada por toda a família, a exigir o regresso do seu útero após vários meses de amenorreia! Da mesma forma, úteros dilapidados e literalmente despedaçados eram reparados cirurgicamente com a meticulosidade de um relojoeiro, na esperança de preservar a futura maternidade das pacientes!

É claro que a cesariana já não é o que era depois da façanha de Jakob Nufer em 1500: uma verdadeira máquina de matar! Hoje em dia, é um procedimento cirúrgico que geralmente decorre num ambiente seguro quando é programado ou realizado nas melhores condições possíveis, e o processo de cura é impecável depois. No entanto, como em qualquer outro procedimento cirúrgico, nunca se está completamente a salvo de complicações, especialmente no caso de uma cesariana de emergência num ambiente de recursos limitados, caracterizado pela falta de pessoal de saúde qualificado e de infra-estruturas e equipamentos adequados.

Duas atitudes, que são de facto os termos de duas alternativas bem debatidas, estão à disposição dos obstetras na presença de um útero cicatrizado devido a uma cesariana anterior. A opinião centenária de Edwin Cragin "*Uma vez cesariana, sempre cesariana*" já não é válida, por duas razões: Um trabalho de parto prolongado que durava vários dias, uma incidência elevada de raquitismo e de malformações pélvicas, um período anterior à descoberta do syntocinon e de condições cirúrgicas perigosas; em segundo lugar, o facto de a taxa de cesarianas ao longo do tempo se ter revelado inferior ao limiar fixado para o risco de cesariana em pacientes que já tinham sido submetidas a uma cesariana.

Tendo em conta o que precede, os modelos de previsão, no âmbito da medicina baseada na evidência, revelaram-se necessários para prever o risco de fracasso de um parto vaginal após uma cesariana anterior. O autor desta tese prosseguiu, assim, na mesma linha que muito poucos antes dele tinham ousado abordar. Mais ainda, fê-lo corajosamente num estudo multicêntrico, em condições ambientais muito difíceis e considerando parâmetros anamnésicos e clínicos ao alcance de todo o pessoal de saúde qualificado que trabalha nas maternidades periféricas de qualquer sistema de saúde em países com recursos limitados em geral e nos da África subsariana em particular. Isto terá o triplo mérito de contribuir para uma redução da morbilidade e mortalidade materna e perinatal, melhorando a qualidade das indicações para o parto vaginal, aumentando as taxas de cesarianas profilácticas e fazendo uma melhor seleção das pacientes submetidas ao teste terapêutico. Em suma, este é o tipo de trabalho científico que se enquadra na categoria de investigação em que a aplicabilidade dos resultados não necessita de financiamento adicional para resolver efetivamente um problema concreto da comunidade.

Parabéns e obrigado ao autor!

***Jean-Baptiste KAKOMA SAKATOLO ZAMBÈZE MD, MMed/OG, PhD, AESM Professor Emérito de Ginecologia-Obstetrícia, Saúde Pública e Parasitologia Reitor Honorário da Universidade de Lubumbashi***

# INTRODUÇÃO

A gravidez é um estado fisiológico particular que, na maioria dos casos, conduz espontaneamente ao parto vaginal. No entanto, vários acidentes podem interromper a sua evolução e comprometer o prognóstico fetal e/ou materno, constituindo assim uma indicação para a cesariana. Outrora destinada apenas ao tratamento das distócias mecânicas graves, a cirurgia de cesariana tornou-se hoje um procedimento fácil, quer pela facilidade com que é efectuada, quer pela menor morbilidade e mortalidade da mãe e do filho.

Os extraordinários progressos realizados nas últimas quatro décadas nas técnicas cirúrgicas e anestésicas, a revolução considerável no serviço de enfermagem para recém-nascidos frágeis, o serviço de monitorização de doentes pós-operatórios e o desenvolvimento da farmacologia levaram a uma diversificação significativa das indicações e a um aumento acentuado da frequência de utilização.

A taxa de cesarianas tem vindo a aumentar nos últimos 20 anos na maioria dos países. Consequentemente, as mulheres estão cada vez mais expostas à situação de úteros com cicatrizes em futuras gravidezes. Atualmente, nos países industrializados, as taxas de cesariana são muito superiores a 15%, o limiar há muito definido como máximo pela OMS. Entre 2010 e 2011, por exemplo, foram registadas as seguintes taxas: 20,8% em França; 24,7% nos Estados Unidos; 24,9% em Espanha; 26,6% no Canadá e 42% no México. O aumento das taxas de cesariana no Ocidente foi acompanhado de um benefício proporcional para a mãe e para a criança.

Atualmente, o rácio de mortalidade materna é inferior a 3 por 100 000 nados-vivos e a mortalidade perinatal é quase nula. O último relatório da OCDE, que inclui indicadores de saúde de 30 países, mostra que as taxas de cesariana variam entre cerca de 15% nos Países Baixos, na Finlândia e na Islândia e mais de 40% no México, na Turquia, na China e no Brasil.

Nos países em desenvolvimento, principalmente na África subsariana, apesar dos atrasos tecnológicos, assiste-se a um aumento das taxas de cesariana: em

Lubumbashi (RDC), a frequência das cesarianas passou de 1.4% em 1995 para 1,97% em 1999 (um aumento de 34%); no Senegal, a taxa era de 7,5% em 2000; no Níger, a taxa de cesarianas passou de 8,45% em 1992 para 13,56% em 2001, e no Congo Brazzaville de 2,4% em 1997 para 8,3% em 2002.

A consequência direta deste aumento das taxas de cesariana é o aumento do número de doentes com cicatrizes uterinas. [èmeème]No final do século XX e no início do século XXI, a incidência de cicatrizes uterinas variava entre 6 e 12% nos países com um elevado nível de desenvolvimento sanitário. Em França, entre 1995 e 2010, a prevalência de cicatrizes uterinas aumentou de 8 para 11%. Na Austrália, Appleton et al relataram, num estudo multicêntrico, uma taxa de 9,2% de úteros cicatrizados em 2000 e 2003. Cassignol e Rudigoz confirmaram que quase 10% das pacientes que deram à luz tinham um útero cicatricial.

Nos países com um baixo nível de desenvolvimento sanitário, como em África, a prevalência observada ao longo dos anos varia de um país para outro: a prevalência de partos em úteros com cicatrizes era de 3% (1994), 6% (2000) em Marrocos (Casablanca), segundo Cassignol e Rudigoz; 7% nos Camarões (Yaoundé) e 7,7% na Tanzânia (Dar-Es-Salam) em 2004, segundo Zelop. O mesmo autor registou uma taxa de 9,2% no Ruanda (Kigali) em 2005. E 8,45% na RDC (Kinshasa) em 2013, de acordo com Boffendakini.

A saúde das mães e dos seus filhos está indissociavelmente ligada e o desenvolvimento da sociedade no seu conjunto depende, em grande medida, da sua saúde. Desde a sua fundação em 1948, a OMS tem concentrado uma grande parte dos seus esforços na saúde materno-infantil, nomeadamente definindo as principais intervenções para uma maternidade segura: boa nutrição e cuidados de saúde para as mulheres desde a infância, planeamento familiar integrado nos cuidados de saúde primários, cuidados pré-natais e assistência qualificada no parto e acesso a cuidados obstétricos essenciais em situações de emergência.

Foram identificados vários factores que explicam os problemas de saúde nos países em desenvolvimento: a pobreza, a insuficiência dos serviços de saúde, a sua inacessibilidade ou, muito simplesmente, a sua distribuição inadequada pelo país, bem como, em alguns casos, a má distribuição da educação e da informação. Questionamos igualmente certos factores etnoculturais que favorecem o casamento precoce e os nascimentos múltiplos: práticas tradicionais relativas à gestação e ao parto, práticas médicas menos tranquilizadoras para as mulheres que dão à luz e para os seus recém-nascidos.

A principal causa de cicatriz uterina nos países em desenvolvimento, nomeadamente na RDC, é a cesariana. As complicações durante a gravidez continuam a ser excepcionais e são representadas por anomalias da implantação da placenta (placenta prévia, acreta, increta e percreta) e rutura uterina, uma complicação importante que ocorre mais frequentemente durante o parto. O tratamento dos úteros cicatrizados tem sido objeto de recomendações por parte das sociedades de obstetrícia, devido ao aumento da incidência de úteros cicatrizados.

A generalização das cesarianas segmentares e os progressos realizados nas últimas duas décadas na gestão do trabalho de parto em pacientes com útero cicatricial, graças, em particular, à monitorização eletrónica do trabalho de parto, contribuíram para uma mudança de comportamento obstétrico, permitindo a realização de VBACs com um nível de segurança considerado satisfatório, apesar do receio de rutura uterina. O medo da rutura uterina e a ausência de uma atitude codificada unânime em relação ao parto num útero cicatrizado levaram a uma redução da taxa de VBAC.

A escolha do modo de parto, no caso de uma cesariana anterior, deve ter em conta a avaliação das potenciais complicações maternas e neonatais de cada via de parto. As recomendações emitidas pelo ACOG, pelo SOGC e pelo RCOG sublinham que a prova uterina, que é uma opção razoável, deve ter em conta o local do parto, as suas instalações técnicas, as caraterísticas da doente, as qualificações do pessoal de enfermagem, os factores obstétricos e as práticas obstétricas. No entanto, o VBAC e o CPAC também implicam riscos para a mãe e para a criança.

No caso de um útero cicatrizado, o parto vaginal só é aceitável se houver um menor risco de morbidade e mortalidade fetal e materna. Embora a opção pelo parto vaginal seja raramente discutida quando a situação parece favorável (ausência de causa recorrente de cesariana, cicatriz segmentar), as situações obstétricas de alto risco (indicação potencialmente recorrente de primeira cesariana, cesariana anterior não documentada, gravidez múltipla, apresentação pélvica, macrossomia, pelve limítrofe, cicatrizes múltiplas) constituem geralmente uma contraindicação para o teste uterino.

Atualmente, o útero cicatricial é um fator de risco para a morbilidade fetal e materna em gravidezes subsequentes, independentemente da via de parto, porque as equipas obstétricas não são unânimes quanto à atitude a adotar nos partos com útero cicatricial.

A escolha do modo de parto, no caso de uma cesariana anterior, deve, de facto, basear-se numa comparação das complicações maternas e neonatais de cada via de parto. No entanto, nem o teste uterino nem a cesariana electiva são isentos de riscos para a mãe e para a criança.

O estudo dos factores de risco fetomaternos para a AU é um passo importante para melhorar o conhecimento obstétrico sobre os determinantes do percurso da AU. Este estudo deve discutir, no nosso meio, a associação entre parto vaginal, teste uterino, falha do teste uterino e morbilidade e mortalidade materno-fetal, uma vez que as decisões da prática obstétrica devem ter em conta estes diferentes parâmetros.

Existe, de facto, uma correlação entre a falha do teste uterino e a rutura uterina, dependendo de os dois elementos serem factores sinérgicos na morbilidade e mortalidade da mãe e da criança. Além disso, a falha do teste uterino, se mal gerida, aumenta o risco de rutura uterina com morte fetal e/ou materna.

Os determinantes do resultado fetomaterno e do teste uterino podem ser facilmente identificados e devem necessariamente guiar-nos na escolha da via de parto num útero cicatricial, a fim de contribuir positivamente para a redução da morbilidade fetomaterna associada a este parto.

Tanto quanto sabemos, ainda não foi definida na RDC uma pontuação preditiva nem os factores determinantes dos resultados fetomaternos e dos testes uterinos. Além disso, poucos estudos destacaram o aumento da incidência de partos com úteros cicatrizados. Em 2013, nas Clínicas Universitárias de Kinshasa, a incidência era de 8,45%, com morbilidade materna (rutura uterina) de 4,6%, mortalidade materna nula e mortalidade perinatal de 29%, ao passo que trinta anos antes, na mesma instituição, a incidência era de 2,43%, com morbilidade materna (rutura uterina) de 11,1%, mortalidade materna de 0,69% e mortalidade perinatal de 90%. Com o objetivo de contribuir para a prevenção e/ou minimização do risco de morbilidade e mortalidade materna nos casos de parturição em útero cicatrizado num ambiente obstétrico onde as instalações técnicas e as qualificações do pessoal de enfermagem são cruelmente deficientes, e também para avaliar a gestão da AU, realizámos um estudo multicêntrico em quatro hospitais de três zonas económica e socioculturalmente diferentes da RDC (Kinshasa, Lubumbashi e Mbuji-Mayi).

Enquanto a cidade provincial de Kinshasa é a capital do país, com uma população muito heterogénea do ponto de vista político, social e económico, a cidade de Lubumbashi, capital da província de Haut-Katanga, é principalmente uma cidade mineira, com uma população igualmente heterogénea do ponto de vista sociocultural e económico; enquanto a cidade de Mbuji-Mayi, geralmente homogénea, é povoada principalmente por pessoas de etnia Luba, cujas actividades socioeconómicas são menos estruturadas.

O princípio da previsão do risco de parto num útero cicatrizado é definido como um processo clínico no qual os elementos da história e dos exames clínicos e paraclínicos são combinados para estabelecer um melhor prognóstico fetomaterno para uma determinada paciente.

Quais são então os factores determinantes do resultado fetomaterno e dos testes uterinos em mulheres grávidas com um útero cicatrizado?

Foram avançadas várias hipóteses, sendo as três principais :

- a frequência de parto num útero cicatrizado é relativamente elevada no nosso meio;
- As gravidezes num útero cicatrizado estão associadas a uma elevada morbilidade e mortalidade materna e perinatal;
- testes uterinos bem organizados, baseados numa pontuação preditiva, poderiam dar um contributo significativo para a redução e/ou prevenção da morbilidade e mortalidade da mãe e do filho.

O objetivo geral deste estudo é gerar conhecimentos que contribuam para a gestão racional dos partos com cicatriz uterina em meio hospitalar, num ambiente de recursos limitados.

Especificamente, o estudo tem por objetivo :

- Determinar a frequência dos partos com cicatriz uterina na RDC;
- Avaliação da morbilidade e mortalidade materno-fetal associadas ao parto num útero cicatrizado;
- Identificar os factores associados ao resultado do teste uterino ;
- Estabelecer uma pontuação para prever o resultado do teste uterino.

Este estudo divide-se em quatro partes:

- A primeira parte é uma revisão da literatura sobre o parto num útero cicatrizado.
- A segunda parte é um estudo multicêntrico de partos com útero cicatrizado na RDC. Para além da metodologia, esta parte apresenta sucessivamente a frequência dos partos com útero cicatricial, as vias de interrupção e a morbilidade e mortalidade materna e perinatal, bem como os factores determinantes dos resultados materno-fetais e dos testes uterinos.
- O terceiro diz respeito ao desenvolvimento de uma pontuação para prever o resultado dos testes uterinos, as suas indicações, fiabilidade e relação custo-eficácia.
- A última secção é dedicada a uma discussão geral dos resultados.
- Uma conclusão geral e recomendações encerram este trabalho.

# PRIMEIRA PARTE :
# PANORAMA GERAL DOS NASCIMENTOS EM ÚTERO CICATRICIAL: UMA REVISÃO DO LITERATURA
# Capítulo 1

## 1. Avaliação da qualidade da cicatriz uterina

A decisão de escolher uma via de parto num útero cicatrizado baseia-se numa avaliação da qualidade da cicatriz uterina, que requer uma combinação de três argumentos: anamnésico, clínico e para-clínico.

### 1.1. Elementos correlacionados com cesariana anterior

#### *1.1.1. Tipo de histerotomia*

De todas as cicatrizes uterinas, as histerotomias corporais e as incisões em T são consideradas as menos sólidas e têm a reputação de serem as principais fontes de rutura uterina. Vários estudos, incluindo os de Pridjian e Papiernick, corroboraram esta observação:

Pridjian [21] relatou a freqüência de rutura uterina de acordo com o tipo de incisão:

*J* Incisão transversal baixa: 0,2 a 0,8%.

*J* Incisão baixa longitudinal: 0,5 a 6,5%.

*J* Incisão em forma de T: 4,3 a 8,8

*J* Incisão corporal: 4,3 a 8,8

Papiernick [22], na sua série, registou frequências ainda mais elevadas:

*J* Incisão corporal rigorosa: 6 a 33%.

*J* Segmentar - incisão corporal: 25

Por conseguinte, está formalmente estabelecido o consenso sobre a contraindicação absoluta do teste uterino para as incisões corporais e em forma de T.

### *1.1.2. Parto vaginal anterior*

A noção de um parto vaginal após cesariana tem um bom prognóstico para a gravidez subsequente, uma vez que o parto intercalar aumenta as hipóteses de um teste uterino bem sucedido durante a gravidez subsequente sem aumentar o risco de rutura uterina.

Cosson et al [23] compararam as vias de parto de dois grupos de pacientes com útero unicêntrico, algumas com história de partos vaginais e outras sem história de partos vaginais. No seu estudo, verificaram que 21% das cesarianas profilácticas e 79% dos testes uterinos foram realizados no primeiro grupo, em comparação com uma paridade de 50/50 no segundo grupo. Em parturientes com história de parto natural, verificaram que 90% dos testes uterinos foram bem sucedidos e 10% falharam, resultando num total de 29,7% de cesarianas e 70,3% de partos vaginais, em comparação com 81% de testes uterinos bem sucedidos e 19% de falhas, resultando num total de 59,4% de partos vaginais e 40,6% de partos vaginais em parturientes que nunca tinham dado à luz por via vaginal.

Do mesmo modo, a noção de curetagem intercalar não constitui uma contraindicação para a realização de testes uterinos.

### *1.1.3. Sem indicação de cesariana anterior*

É prática corrente efetuar a escanopelvimetria quando a indicação para a cesariana anterior não é conhecida, quer imediatamente após a cesariana, quer mais tarde, durante a gravidez seguinte [24].

A escano-pelvimetria é realizada para avaliar o tamanho da pelve. De acordo com os critérios avaliados por Magnin [25], este exame desempenha um papel muito importante na decisão do modo de parto durante a gravidez seguinte. No caso de uma pélvis diminuída, realiza-se sistematicamente uma cesariana profiláctica, ao passo que no caso de uma pélvis limítrofe, a decisão depende essencialmente dos dados obtidos na confrontação céfalo-pélvica, embora se deva ter em conta que a avaliação ecográfica do peso fetal é frequentemente errónea.

A radiopelvimetria não é um bom indicador para a mãe, pois não leva em consideração o volume ou a apresentação do feto. A comparação céfalo-pélvica através da medição ultra-sonográfica do diâmetro biparietal fetal combinada com a radiopelvimetria materna continua a ser um elemento importante na decisão sobre a via de parto [25].

### *1.1.4. Duração do trabalho de parto antes da indicação para a primeira cesariana*

De acordo com Papiernick [22], a dilatação cervical de 4 cm ou mais no momento da cesariana parece ser um bom fator de prognóstico para a obtenção de um parto vaginal em gravidezes subsequentes.

Demianczuk [26] encontrou uma taxa de sucesso de 27% para o teste uterino no grupo de pacientes com dilatação cervical inferior a 3 cm no momento da primeira cesariana, em comparação com 69% no grupo de pacientes com dilatação cervical de 3 cm ou mais.

No seu estudo, Lehmann [27] conclui que quanto maior a duração do trabalho de parto, maior a taxa de insucesso do teste uterino.

Em última análise, uma primeira fase prolongada do trabalho de parto com estagnação óbvia da dilatação está frequentemente associada a um teste uterino falhado; e uma cesariana efectuada após um trabalho de parto longo falhado com rutura longa das membranas resultará numa cicatriz mais frágil [28].

### *1.1.5. Endometrite pós-parto*

Em 2003, num estudo realizado ao longo de 12 anos, Shipp [29] demonstrou que existia uma ligação entre a endometrite pós-parto com uma temperatura > 38°C e o risco de rutura uterina durante o teste uterino. Pensa-se que este risco se deve à má cicatrização associada à infeção bacteriana.

A febre isolada durante o parto não parece, portanto, ser um fator de risco. Apenas a endometrite comprovada no período pós-parto pode levar a uma contraindicação da via vaginal e a uma cesariana profiláctica, sendo que qualquer outra sequela febril apenas leva a uma monitorização mais rigorosa de um teste de cicatrização uterina durante a gravidez seguinte [24].

## I.2. Elementos que têm em conta o terreno

### *I.2.1 Idade e paridade das mulheres grávidas*

A idade da mulher grávida, por si só, não parece ser um fator que influencie a qualidade da cicatriz [30].

A associação de "gravidez múltipla" e "útero cicatricial" conduz teoricamente a um risco acrescido de rutura uterina. Num estudo de 45 testes uterinos em grandes multíparas com útero cicatricial, 27 parturientes (61%) tiveram parto vaginal, infelizmente com 2 rupturas uterinas (4,4%) e 2 deiscências cicatriciais [31].

### *I.2.2 Útero com múltiplas cicatrizes*

A maioria dos autores considera o útero multiescárpico como uma indicação para cesariana iterativa [21]. De acordo com as recomendações da A.C.O.G. [16], não há contra-indicações para a realização de testes uterinos em úteros multiescares, desde que as pacientes sejam cuidadosamente selecionadas e monitorizadas de forma óptima.

Nos anos 80, a presença de várias cicatrizes uterinas era considerada uma contraindicação para a realização de testes uterinos. Desde então, a baixa morbilidade observada durante os testes uterinos em úteros com cicatrizes permitiu reduzir as contra-indicações. Alguns autores autorizaram mesmo a realização de testes uterinos em parturientes com útero com várias cicatrizes [32, 33].

Em Riade, Chattopadhay [34] efectuou 50% de cesarianas profilácticas e o mesmo número de testes uterinos num total de 230 úteros com cicatrizes, resultando em 90% de partos vaginais e 10% de cesarianas de emergência, o que dá um total de 55,2% de cesarianas e 44,8% de partos vaginais. Estes partos incluíram um caso de rutura uterina incompleta (0,8%) sem alteração do prognóstico materno-fetal, um caso de histerectomia por atonia uterina após cesariana por falência do trabalho de parto e macrossomia, e uma morte materna por placenta prévia no grupo da cesariana profiláctica.

Em conclusão, o teste uterino num útero bicicatricial é uma alternativa razoável.

### *1.2.3. Nível de educação e estado civil*

Num estudo realizado no Níger, Hamet et al [35] referiram-se à reflexão de uma população culturalmente diversa de parturientes e concluíram que qualquer dificuldade com o parto vaginal era atribuída a um problema de infidelidade ao marido e que apenas os partos complicados na aldeia eram relutantemente encaminhados para as unidades de saúde.

Para outros autores, o nível de escolaridade é um fator importante a ter em conta, porque as mulheres menos instruídas não respeitam o horário das consultas pré-natais e não observam qualquer disciplina na sala de partos [36].

## 1.3. Factores relacionados com a gravidez atual

### *1.3.1. Intervalo intergénico*

Vários estudos demonstraram um aumento da taxa de rutura uterina no caso de gravidezes muito espaçadas.

Recomenda-se um intervalo mínimo de dois anos, embora este não seja um critério suficiente para contraindicar um teste uterino [25].

Para Ruiz [37], 72,5% das deiscências ocorreram quando o atraso foi inferior a dois anos, em comparação com 27,5% quando foi superior a dois anos.

As pacientes são aconselhadas a espaçar suficientemente as suas gravidezes para permitir uma consolidação óptima da cicatriz. Um espaço intergenital inferior a 2 anos não constitui uma contraindicação para a realização de testes uterinos. No entanto, é desejável um período mínimo de um ano, dado que a cicatrização por segunda intenção deve ocorrer seis meses após a operação [37].

### *1.3.2. Inserção placentária*

O risco de rutura uterina e o risco de hemorragia podem aumentar quando a borda inferior da placenta está logo acima da cicatriz. No entanto, vários estudos não demonstraram este risco [38].

### *1.3.3. Sobredistensão uterina*

Está associada a gravidezes múltiplas, macrossomia fetal ou hidrâmnios.

### a. *Gravidez múltipla*

A maioria dos autores considera que a gravidez múltipla é uma contraindicação para a realização de testes uterinos em pacientes previamente submetidas a cesarianas.

Phelan [39] e a sua equipa autorizaram o teste uterino numa proporção das suas pacientes (45%) com gravidezes gemelares associadas a um útero cicatrizado, e 72% destas pacientes tiveram um parto normal sem qualquer morbilidade materno-fetal adicional. No entanto, parece que esta abordagem deve ser reservada para gestações gemelares em que o primeiro gémeo está em apresentação cefálica do vértex, de acordo com as recomendações da A.C.O.G. [16]. Aboulfalah [2], no entanto, realizou 62% das manobras no primeiro gémeo (vácuo, fórceps, versão por manobra interna, pequena extração assistida e grande extração pélvica) numa pequena série de 35 pacientes. O prognóstico fetal foi reservado, devido à prematuridade ou à hipotrofia, mas a mortalidade e a morbilidade perinatais continuaram a ser mais elevadas nos recém-nascidos após cesariana profiláctica, com 8,3% e 12%, do que no grupo de recém-nascidos após teste uterino, com 6% e 16,6%, respetivamente. Aboulfalah et al [2] não encontraram diferença significativa no prognóstico materno entre o grupo de gestações gemelares e o grupo de gestações únicas.

### b. *Macrossomia fetal*

O excesso de volume fetal ou macrossomia é definido como um peso à nascença superior a 4000g. [22]

Aboulfalah et al [2] compilaram 335 registos de partos de pacientes macrossómicas com cicatrizes uterinas, num total de 46,8% de cesarianas e 53,2% de partos vaginais naturais. Não encontraram diferenças significativas no prognóstico materno-fetal entre o grupo de cesarianas profilácticas (16,3%) e o grupo de doentes submetidas a testes uterinos (86,7%), embora o risco de rutura uterina tenha aumentado em paralelo com o peso do recém-nascido. De facto, observaram que a taxa de sucesso do teste uterino diminuía significativamente com o aumento do peso à nascença, de 79,4% para um peso à nascença de 4000g, para 67,4% entre 4000 e 4500g, e 47,3% a partir daí.

As diretrizes da A.C.O.G. [16] relativas à suspeita de macrossomia fetal em pacientes previamente submetidas a cesariana recomendam uma cesariana iterativa ou, no mínimo, muita cautela na autorização de um teste uterino.

### *c. Hydramnios*

Na literatura, a associação de hidrâmnio com útero cicatrizado é uma indicação para cesariana profilática [40, 41].

### *1.3.4. Apresentação fetal*

Classicamente, qualquer apresentação que não seja a apresentação cefálica do vértex no final da gravidez num útero cicatricial deve ser uma indicação para cesariana profilática. Para a maioria dos autores, a apresentação do vértex é a única apresentação que permite a realização do exame uterino [25].

A versão pélvica por manobra externa é classicamente contra-indicada em pacientes que foram previamente submetidas a cesariana por medo de causar rutura uterina. Phelan et al [39] demonstraram que este procedimento terapêutico é possível sem complicações materno-fetais adicionais.

Não tendo encontrado diferença significativa no prognóstico materno-fetal entre o grupo de apresentação cefálica e o grupo de apresentação pélvica, alguns autores, apoiados pela A.C.O.G. [16], não recomendam mais o teste uterino.

### *1.3.5. Ecografia obstétrica*

É importante conhecer a resistência da cicatriz uterina, tanto para o futuro da paciente como para as gestações seguintes. Por esta razão, certos exames paraclínicos (como a amniografia, que foi proposta pela primeira vez em 1972 para estudar a cicatriz de uma cesariana anterior durante a gravidez) podem avaliar a resistência da cicatriz [43]. Uma cicatriz defeituosa reflecte-se numa imagem de evaginação ou invaginação da cavidade uterina ao nível desta cicatriz.

Este método foi rapidamente suplantado pela ecografia, que permite medir a espessura exacta da cicatriz [30], sem risco, durante a gravidez:

### *a. Localização placentária.*

A inserção baixa da placenta na superfície anterior do útero, em frente à cicatriz antiga, é um fator negativo porque, ao laminar o segmento inferior, aumenta o risco de rutura uterina e de placenta acreta, increta ou mesmo percreta.

Bromley [44] enfatiza que uma placenta prévia capaz de se interpor entre a bexiga e a cavidade amniótica pode mascarar uma deiscência uterina. A ecografia pode, portanto, ser capaz de distinguir entre a possibilidade de um segmento inferior, de natureza hipoecogénica e muito fino, e um defeito do mesmo tom.

***b. Estudo do segmento inferior.***

Como a histerografia no período ginecológico é inconclusiva, alguns autores propuseram a ecografia obstétrica como meio de investigação para identificar um fator preditivo de rutura uterina.

O principal objetivo parece ser o de estudar o segmento inferior e identificar eventuais deiscências.

Existem 4 graus de ultra-sons:

- Grau 1: a cicatriz não é visível.
- Nível 2: Emagrecimento localizado.
- Grau 3: Cicatrização.
- Grau 4: deiscência total da cicatriz.

Seguindo esta linha de investigação, Michaels [45], em 1988, realizou um estudo caso-controlo em 70 doentes para detetar anomalias do segmento inferior da cicatriz uterina na ecografia. Utilizou uma sonda de 3,5 MHz para medir o comprimento e a espessura do segmento inferior e o comprimento do colo do útero. No caso de uma cesariana, comparou os resultados da ecografia com os do estado macroscópico do segmento inferior no intra-operatório. Verificou que não havia diferença significativa entre os casos e os controlos para os parâmetros do comprimento do colo do útero e do segmento inferior. No entanto, estatisticamente, a espessura média do segmento inferior, a distância medida entre a membrana corioamniótica e a muscularis mucosae da bexiga, foi significativamente diferente ($p<0,01$) nas doentes com anomalias do segmento inferior em comparação com o grupo de controlo.

# Capítulo 2

## II. Parto num útero cicatrizado

A escolha da via de entrega é orientada pelos vários factores acima referidos.

### 2.1. . Nascimento elevado

Para além da classificação clássica, as indicações para cesariana num útero cicatrizado são agrupadas em dois tipos:

- Cesariana profiláctica
- Cesariana de emergência indicada após falha do teste uterino

### 2.2. . Teste uterino ou teste da cicatriz

#### *2.2.1. . Definição*

A prova uterina é definida por Lansac [41] como a realização de um parto vaginal num útero cicatrizado. Trata-se, portanto, de um teste dinâmico e não de um "teste de força".

#### *2.2.2.. Termos e condições*

Há uma série de factores que contribuem para a escolha do parto vaginal no caso de um parto com cicatriz uterina. Estes factores incluem

- Cesariana anterior segmentar,
- A evolução pós-operatória é necessariamente simples,
- A ausência de qualquer malformação uterina,
- A ausência de patologia materna contra - indicando por via vaginal,
- A ausência de sobredistensão numa gravidez monofetal aumento significativo do útero (altura uterina > 38 cm), excluindo qualquer outra causa para além da macrossomia e do hidrâmnio,
- Apresentações cefálicas do vértice com um confronto feto-pélvico favorável,
- Uma placenta que não está inserida na cicatriz e a ausência de

distócia adicional,

- Um hospital de, pelo menos, nível secundário com as seguintes condições

acompanhamento adequado do parto e cuidados neonatais,

- A presença de uma equipa médica multidisciplinar

incluindo um ginecologista, um anestesista de cuidados intensivos e um neo-natologista pediátrico,

- O consentimento informado do paciente sobre os riscos

incorridos durante o evento.

### *2.2.3. . Cuidados com a paciente na sala de parto*

Na sala de parto, devem estar reunidas as seguintes condições

- Elaborar um dossier médico completo,
- Efetuar um exame paraclínico completo,
- Efetuar uma visita pré-anestésica,
- Um bloco operatório disponível e alerta,
- Monitorizar o feto continuamente através do registo da frequência cardíaca fetal,
- Monitorizar a contratilidade uterina através de tocometria externa e depois interna, - Inserir uma veia de segurança.

É de notar que, durante as duas primeiras fases do trabalho de parto, a dilatação cervical deve ser regular e harmoniosa. Qualquer estagnação da dilatação exige uma análise da situação, baseada na tocometria interna, para distinguir entre :

- Possível rotura uterina,
- Distócia dinâmica do tipo hipocinesia, que deve ser corrigida por uma infusão de ocitocina,
- A distócia cervical caracteriza-se não só pela estagnação da dilatação, mas também por uma atividade uterina correta: esta é uma indicação para o relaxamento cervical com antiespasmódicos ou analgesia potente. Se não for este o caso, deve ser efectuada uma cesariana.

A fase expulsiva é a mais perigosa para a cicatriz devido às tensões mecânicas exercidas sobre ela, pelo que a extração instrumental só deve ser utilizada para a encurtar se durar mais de 20 a 30 minutos. A expressão uterina e a pressão abdominal estão classicamente contra-indicadas.

O parto é dirigido no parto natural e no parto artificial em caso de extração instrumental.

A revisão uterina foi originalmente efectuada como um procedimento de rotina para verificar a rutura uterina após o parto vaginal. No entanto, continua a ser um procedimento invasivo, com um risco anestésico para além do risco de infeção. De acordo com as recomendações da A.C.O.G. [16], só deve ser efectuada na presença de sinais de alerta.

# Capítulo 3

## III. Rutura uterina

Esta complicação deve ser distinguida da deiscência uterina, que é frequentemente assintomática. Só é encontrada fortuitamente, em 0,5 a 2% das cesarianas electivas [47], durante o exame uterino, e não expõe a mãe ou o feto a qualquer morbilidade particular.

A frequência de rutura uterina durante o exame uterino é baixa, e dificilmente excede 1% [48, 49, 50]. Existem normalmente duas categorias de rutura uterina:

- A rutura completa corresponde a uma rutura de toda a espessura da parede uterina (miométrio e peritoneu) com uma rutura das membranas. As consequências para o feto e, por vezes, para a mãe podem ser graves.
- Rutura incompleta ou deiscência, em que apenas o miométrio é rasgado, permanecendo intactos o peritoneu e as membranas. Estas rupturas, que na maioria das vezes não têm consequências maternas ou fetais, podem ser assintomáticas e passar despercebidas na ausência de revisão uterina.

O risco de rutura uterina parece estar intimamente ligado ao tipo de cicatriz anterior [50, 51].

A utilização de ocitocina na gestão ativa do trabalho de parto não parece aumentar o risco de rutura uterina [52, 53].

A analgesia epidural não aumenta o risco materno-fetal se as condições de monitorização forem rigorosas e não mascararem a possível ocorrência de dor suprapúbica por rutura uterina [54].

Para a maioria dos autores, o amadurecimento cervical com prostaglandina permanece formalmente contraindicado, e esta opinião negativa é baseada no medo de rutura uterina devido à hipertonia ou hipercinesia uterina [54].

As complicações fetais são dominadas por anomalias da frequência cardíaca fetal sob a forma de bradicardia ou desaceleração variável grave, que na maioria dos casos são os primeiros sinais de deiscência cicatricial.

# Capítulo 4

## IV. Quadro concetual

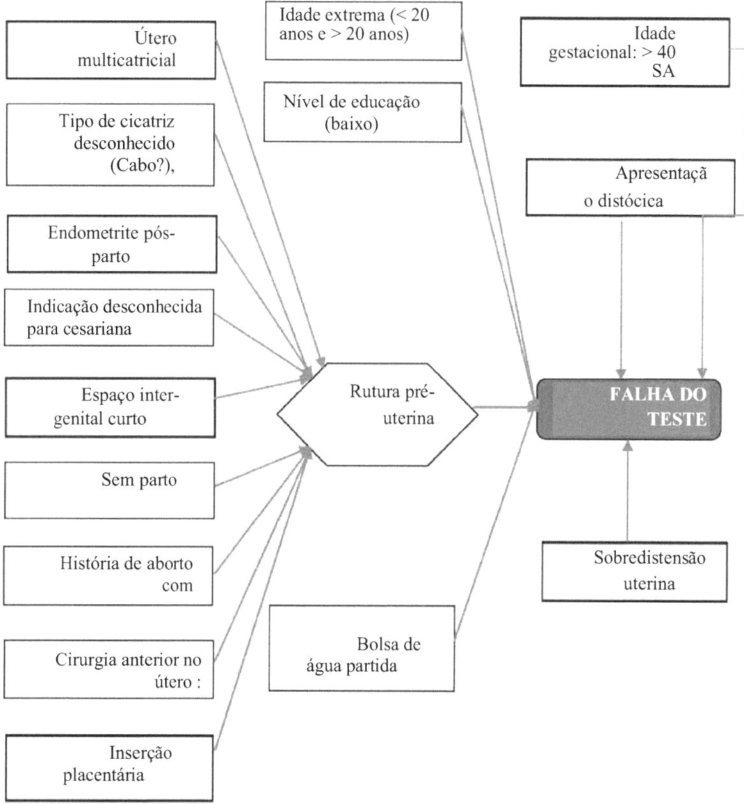


***Figura 1: O nosso modelo concetual que explica a ocorrência de insucesso do teste uterino***

# SEGUNDA PARTE: OBSERVAÇÕES PESSOAIS

# Capítulo 1

# DOENTES, MATERIAIS E MÉTODOS

## 1.1. Definições operacionais

1. Doente: uma mulher grávida com um útero cicatrizado, quer esteja ou não em trabalho de parto.
2. Teste uterino, também conhecido como "teste de trabalho de parto num útero cicatrizado" ou "teste da cicatriz": é o procedimento para o parto vaginal numa paciente com um útero cicatrizado [15].
3. Falha no teste uterino: refere-se a qualquer parto num útero cicatrizado que tenha resultado em morbilidade ou mortalidade materna ou neonatal e/ou qualquer falha na conclusão do parto vaginal [15].
4. Estado do recém-nascido ao nascimento: é o estado clínico do recém-nascido avaliado através da medição da pontuação APGAR aos cinco minutos.
5. Local de parto ou unidade de maternidade: trata-se do local especializado reservado aos partos nos 4 hospitais selecionados para o estudo.
6. Intervalo intergenital: é o tempo, em meses, entre o último parto por cesariana e o início da gravidez seguinte.

## 1.2. Tipo e período de estudo

O nosso trabalho é um estudo prospetivo, multicêntrico, transversal e analítico de pacientes com um útero cicatrizado que deram à luz entre 1 de janeiro de 2013 e 31 de dezembro de 2013 nas maternidades de 4 hospitais de referência de nível secundário na RDC.

## 1.3. Caraterísticas geográficas e operacionais dos sítios selecionados

Para realizar este estudo, foram selecionadas quatro maternidades de grandes hospitais da RDC com base nos seguintes critérios: localização geográfica, boa acessibilidade, capacidade (taxa de ocupação de camas), presença de pelo menos um obstetra-ginecologista, número médio de partos de pelo menos 80 por mês e capacidade para efetuar diagnósticos clínicos e paraclínicos (laboratoriais e imagiológicos) (quadro II).

***Quadro I: Locais de estudo e suas capacidades operacionais***

| N° | Maternidades | Cidade | Número de camas | Número de Especialistas | Número médio de acessos por mês |
|---|---|---|---|---|---|
| 1 | HASC | Kinshasa | 52 | 7 | 86 |
| 2 | HGRB | Mbuji - Mayi | 48 | 2 | 133 |
| 3 | CUL | Lubumbashi | 37 | 8 | 93 |
| 4 | SENDWE | Lubumbashi | 87 | 3 | 175 |

Estes hospitais também recebem encaminhamentos e evacuações médicas de outras províncias da RDC. Para analisar os resultados, cada hospital forma um grupo de estudo.

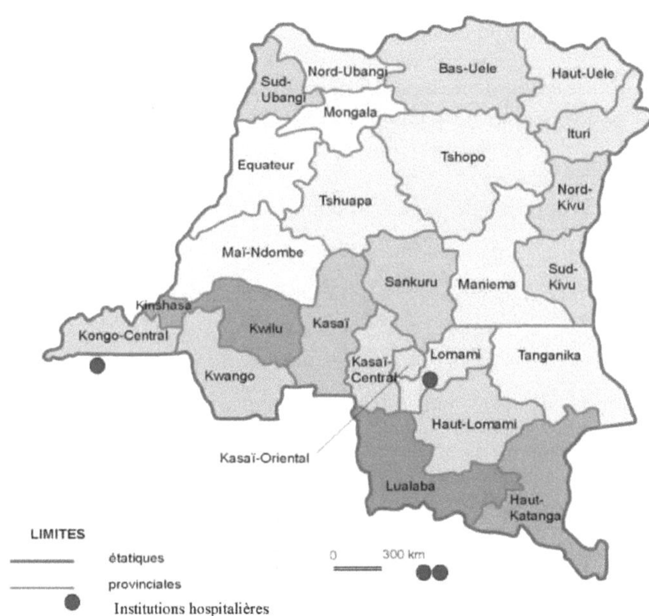


***Figura 2: Mapa geográfico da RDC***

## 1.4. Amostragem

### 1.4.1. Unidade estatística

A unidade estatística é qualquer doente com antecedentes de cesariana que tenha frequentado uma das quatro maternidades selecionadas.

### 1.4.2. Dimensão da amostra e técnica de amostragem

Utilizámos uma amostragem exaustiva e um recrutamento consecutivo nos hospitais (maternidades). A dimensão mínima da amostra foi calculada em 290, utilizando a fórmula seguinte:

$$n \geq \frac{Z_{\alpha}^{2} pq}{d^{2}} \; n \Longrightarrow \frac{(1{,}96)2 \times 0{,}61 \times 0{,}39}{(0.05)2} = 290$$

Onde:

- n: Tamanho da amostra
- Z: Coeficiente de confiança
- $\alpha$ Risco de erro de primeira ordem
- p: Proporção de pacientes com um teste uterino bem sucedido: 0,61 [55].
- q : Proporção de pacientes com teste uterino falhado (q=100% - p)
- d: Desvio de imprecisão que reflecte o grau de precisão absoluta procurado.

De um total de 462 pacientes registadas, 80 foram excluídas por não preencherem os critérios do estudo ou por os seus processos estarem incompletos. No final, apenas 382 pacientes e os seus recém-nascidos foram retidos.

## 1.5. Critérios de inclusão

A população do estudo incluiu pacientes com antecedentes de cesariana que preenchiam os critérios de inclusão abaixo:

- Idade gestacional > 34 SA

- Gravidez monofetal
- Gravidez com feto vivo
- Cesariana anterior < 2
- Sem contraindicação absoluta para o parto vaginal
- Paciente com uma ecografia efectuada antes das 14 semanas de gestação

## 1.6. Variáveis estudadas

Duas variáveis foram dependentes neste estudo: morbidade perinatal e morbidade/mortalidade materna. As variáveis independentes foram as caraterísticas dos pacientes. De seguida, apresentam-se as definições operacionais das diferentes variáveis:

### 1.6.1. Caraterísticas sócio-demográficas :

- ***A idade de admissão da doente: trata-se de*** uma variável quantitativa contínua definida como a idade completa aquando da admissão na maternidade. Para a nossa análise, definimos os intervalos de idade da seguinte forma: <19 anos, 20 - 35 anos e >35 anos [56].
- ***Nível de escolaridade:*** trata-se do nível de escolaridade atingido e comunicado pelo doente no momento da admissão. Trata-se de uma variável qualitativa que foi posteriormente subdividida em 2 modalidades: nível baixo (sem escolaridade, primário) e nível satisfatório (secundário, superior e outros).
- ***Estado civil: Trata-se de*** uma variável qualitativa que determina o estado civil do doente. O estado civil tem sido

  Em seguida, dividir em 2 categorias: viver em união de facto (casado, união de facto) e viver sozinho (solteiro, divorciado, viúvo).
- ***Qualificações da parteira***: Esta é uma variável qualitativa que foi dividida em quatro categorias, de acordo com o nível de formação académica ou escolar alcançado:

  > **Especialista**: ginecologista - obstetra

- **Médico de clínica geral**: doutor em medicina
- **Médico estagiário**: estudante do último ano de medicina (em estágio)
- **Enfermeira / parteira**: pessoal de enfermagem afetado à maternidade, independentemente do seu nível.

### 1.6.2. Caraterísticas clínicas do doente :

- ***Paridade:*** É o número de gravidezes que atingiram pelo menos 22 semanas de amenorreia (SA) no parto [56]. No presente estudo, a paridade foi dividida em duas categorias antes de ser introduzida nos vários modelos estimados: baixa paridade (2 - 3) e multiparidade (> 4).
- ***Idade gestacional:*** foi calculada com base na data especificada do último período menstrual e/ou nos dados de uma ecografia efectuada antes da décima quarta semana de amenorreia. Para esta variável quantitativa, considerámos dois grupos de idade gestacional: 34 S.A - 40 S.A e > 40 S.A.
- ***O número de cesarianas anteriores:*** Distinguimos duas classes:
  - Um útero com uma única cicatriz e com antecedentes de uma única cesariana.
  - O útero bicicatricial com um historial de dois cesarianas.

- ***Indicações para cesariana anterior:*** São as razões não permanentes para decidir fazer uma cesariana, e foram agrupadas em duas:
  - Indicações para cesariana de emergência: cesariana intraparto indicada após falha do teste uterino;
  - Indicações para cesariana electiva: cesariana anteparto indicada antes de qualquer teste uterino.

- ***Via de parto após a última cesariana:*** Esta é uma variável qualitativa, sendo as duas mais comuns o parto vaginal e o parto vaginal.
- ***Intervalo intergeracional:*** Trata-se de uma variável quantitativa que foi agrupada em duas categorias: <24 meses e >24 meses.
- ***Apresentação fetal: Trata-se de*** uma variável qualitativa especificada pelo toque vaginal. Só foram tidas em conta as apresentações compatíveis com o parto vaginal: cefálica (occipital, bregmática e facial) e pélvica.
- ***O grau de dilatação cervical:*** é o grau de abertura do orifício interno do colo do útero, avaliado pelo toque vaginal aquando da admissão da doente.
- ***A duração do trabalho de parto (em horas)*****:** É o número de horas de trabalho de parto contadas a partir da fase ativa do trabalho de parto (ou seja, de 4 cm de dilatação a 10 cm). A média situa-se entre 6 e 10 horas. O trabalho de parto prolongado [12] é definido como um trabalho de parto que dura mais de 10 horas.
- ***Desenvolvimento perinatal e materno:*** Este facto conduz aos três estados seguintes*:*

    > Morbilidade (materna e perinatal) ;

    > Sobrevivência sem morbilidade (materna e perinatal) ;

    > Morte (materna ou perinatal): antes da alta hospitalar.

## 1.7. Recolha de dados

As pacientes foram atendidas nos serviços de obstetrícia dos quatro hospitais acima referidos (consultas pré-natais, unidade de urgência, unidade de obstetrícia de alto risco e sala de partos).

O formulário de recolha de dados (Anexo 1) foi preenchido por oito entrevistadores recrutados entre o pessoal que trabalha nos serviços de obstetrícia dos hospitais selecionados para o estudo. Este pessoal recebeu uma formação de 4 dias sobre o nosso tema de investigação e sobre o procedimento de recolha de dados.

O suporte material das informações recolhidas consistiu em :

- registos de nascimento,
- registos de relatórios cirúrgicos,
- Partogramas,
- registos neonatais, - registos hospitalares pós-parto.

## 1.8. Processamento e análise de dados

Os dados foram introduzidos no computador utilizando o programa Epi Info 3.5.3, e o software SPSS 21 foi utilizado para as análises.

Os resultados foram apresentados sob a forma de tabelas e gráficos. As barras de erro foram utilizadas para apresentar a média e o intervalo de confiança para as diversas variáveis quantitativas com uma distribuição aproximadamente normal. Para as variáveis quantitativas com distribuição normal, foi calculada a média com o respetivo desvio-padrão ou, se for caso disso, a mediana com o intervalo interquartil para as variáveis com distribuição não normal. Foi calculada a proporção para as variáveis qualitativas com um intervalo de confiança de 95%.

O teste t de Student foi utilizado para comparar as médias dos quatro grupos tomados em pares. Foi utilizada uma análise de variância de fator único para comparar as médias de pelo menos três grupos, e foram utilizados testes post hoc para comparar médias múltiplas. O teste do qui-quadrado com correção de Yates e, se necessário, o teste exato de Fisher foram utilizados para comparar pequenas frequências.

A análise bivariada foi utilizada para identificar os factores associados a um mau prognóstico materno-fetal. O modelo de regressão logística foi utilizado para identificar os determinantes da morbilidade perinatal e materna. Em ambos os casos, foram consideradas apenas as variáveis com nível de significância menor ou igual a 0,10. Os odds ratios ajustados e os respectivos intervalos de confiança a 95% foram utilizados para avaliar a força das várias associações procuradas. O modelo de regressão logística foi novamente construído para identificar os determinantes da falha do teste uterino. Apenas as variáveis com um valor de $p < 0,05$ e com menor probabilidade de serem subjectivas foram incluídas na análise deste modelo.

### 1.9. Considerações éticas.

Antes de recolher os dados, tivemos de obter a aprovação do comité de ética da Universidade de Lubumbashi (Anexo 2), a quem explicámos os objectivos e a metodologia do estudo.

Os dados foram recolhidos de forma anónima e a informação apresentada neste estudo não contém qualquer informação que permita a identificação dos sujeitos ou dos seus filhos, que deram o seu consentimento livre, informado e verbal após a explicação dos objectivos do estudo. Os formulários de recolha de dados foram entregues ao investigador principal, que os conservou até ao final da recolha de dados. Após a introdução dos dados e limpeza da base de dados, todos os processos das doentes foram guardados em segurança nas várias maternidades.

Embora o estudo não tenha trazido qualquer benefício direto para as participantes nesta investigação, permitirá desenvolver perspectivas futuras para melhorar os cuidados das pacientes com úteros cicatrizados.

# Capítulo 2

## RESULTADOS

### 11.1. FREQUÊNCIA DE PARTO NUM ÚTERO CICATRIZADO, VIAS DE INTERRUPÇÃO E MORBILIDADE - MORTALIDADE MATERNA E PERINATAL

#### 11.1.1. Frequência de partos em úteros cicatrizados

Durante o período de estudo, as 4 maternidades registaram 5 854 partos, dos quais 382 em cicatrizes uterinas, o que corresponde a uma taxa global de 6,53%. A maior frequência foi registada no Hôpital de l'Amitié Sino - Congolaise em Kinshasa (10,81%) e a menor no Hôpital SENDWE (3,71%) com uma diferença estatisticamente significativa (p=0,00), (tabela III).

***Quadro II: Taxa de partos com cicatrizes uterinas por local de estudo***

| **Sítios** | **Não. entregas** *N* | **total** | **Número de úteros com cicatrizes** *n* | *%* | *p* |
|---|---|---|---|---|---|
| HASC | 1036 | | 112 | 10,81 | - |
| CUL | 1118 | | 64 | 5,72 | 0,00001 |
| SENDWE | 2100 | | 78 | 3,71 | 0,00000 |
| HGRB | 1600 | | 128 | 8,00 | 0,01 |
| ***TOTAL*** | ***5854*** | | ***382*** | ***6,53*** | |

#### I.2 Caraterísticas sócio-demográficas, clínicas e obstétricas

A idade média dos doentes era de 31, 28±7 ,38 anos, sendo que mais de metade eram mulheres.

de partos com menos de 20 anos de idade no Hôpital Général de Référence de BIMPEBA em Mbuji-Mayi (p=0,003). Por outro lado, havia significativamente mais pacientes a viver sozinhas no Hôpital de l'Amitié Sino-Congolaise e nas Cliniques Universitaires de Lubumbashi do que no hospital SENDWE em Lubumbashi e no Hôpital Général de Référence de BIMPEBA (p=0,007). A proporção de

O número de pacientes com educação foi estatisticamente mais elevado no SENDWE e no Hôpital Général de Référence de BIMPEBA do que nas Clínicas Universitárias de Lubumbashi e no Hôpital de l'Amitié Sino-Congolaise (p=0,02). A paridade média variou entre 3,6 ± 1 ,5 em Kinshasa e 4,4 ± 2,1 em Lubumbashi. (SENDWE) com uma média geral de 4,0 ± 2,0 e mais mulheres primíparas no Hospital Geral de Referência BIMPEMBA (p=0,014). Pouco mais de 20% das cicatrizes uterinas tinham menos de 13 meses de idade no SENDWE e no BIMPEMBA, contra cerca de 15% nas Clínicas Universitárias de Lubumbashi e no Hôpital de l'Amitié Sino-Congolaise, sem diferença estatisticamente significativa. O mesmo se passa com o estado das membranas fetais na admissão, mas a diferença só é significativa entre as Clínicas Universitárias de Lubumbashi e o Hospital Geral de referência de BIMPEMBA (p=0,004). (Quadros IV e V).

***Quadro III: Caraterísticas sócio-demográficas das pacientes por local de parto***

| **Caraterísticas** | HASC n=112 | CUL n=64 | P | SENDWE n=78 | p | HGRB n=128 | P |
|---|---|---|---|---|---|---|---|
| **Idade materna (anos)** | | | | | | | |
| < 20 n = 25 (6,54) | 3 (2,7) | 1 (1,6) | | 4 (5,1) | | 17(13,3) | |
| 20-35 n= 220 (57,8) | 67(59.8) | 36 (56.3) | | 49 (620.8) | | 68(53.1) | |
| > 35 n= 137 (35.86) | 42(37.5) | 27 (42.2) | 1.000 | 25 (32.1) | 0.448 | 43 (336) | 0.003 |
| **Nível de educação** | | | | | | | |
| Baixa n=182 (47,6) | 63(56.2) | 36 (56.2) | | 29 (37.2) | | 54(42.2) | |
| Satisfatório n= 200 (52,5) | 49(43.8) | 28 (43.8) | 1.000 | 49 (62.8) | 0.009 | 74(57.8) | 0.02 |
| **Estado civil** | | | | | | | |
| Em união n= 277 (72,5) | 69(61.61) | 48(75.0) | | 61 (78.21) | | 99(77.37) | |
| Viver sozinho n= 105 (27,5) | 43(38.39) | 16 (25.0) | 0.070 | 17 (21.79) | 0.015 | 29(22.66) | 0.007 |

### *Tabela IV: Caraterísticas clínicas e obstétricas das pacientes por local de parto*

A Tabela IV mostra as caraterísticas clínicas e obstétricas das pacientes por local de parto.

| Caraterísticas | HASC n=112 | CUL n=64 | p | SENDWE n=78 | p | HGRB n=128 | p |
|---|---|---|---|---|---|---|---|
| **Paridade** | | | | | | | |
| ***Primipare*** n=28 (7,33) | 5 (4.5) | 3 (4.7) | | 2 (2.6) | | 18 (14.1) | |
| ***Paucipare*** n= 147 (38,48) | 49(43.7) | 27(42.2) | | 30 (38.5) | | 41 (32.0) | |
| ***Multipare*** n= 156 (40,84) | 52(46.04) | 21(32.8) | | 30 (38.5) | | 53 (41.4) | |
| ***Grandes multíparas*** n= 51 (13,35) | 6 (5.4) | 13 (20.3) | 1.000 | 16 (20.5) | 0.702 | 16 (12.5) | 0.014 |
| **Última cesariana** | | | | | | | |
| ***< 13 meses*** n=69 (18,06) | 16(14,29) | 11(17,18) | | 16(20,51) | | 26 (20,31) | |
| ***13-24 meses*** n=253 (66,23) | 86(76,79) | 38(59,38) | | 49(62,82) | | 80 (62,50) | |
| ***>24 meses*** n=60(15,71) | 10 (8,93) | 15(23,44) | 0.410 | 13(16,67) | 0.062 | 22 (17,19) | 0.298 |
| **Metro depois da última cesariana** | | | | | | | |
| ***Não*** n=209 (54,71) | 74 (66.1) | 38 (59.4) | | 38 (48.7) | | 59 (46.1) | |
| ***Sim*** n=173 (45,29) | 38 (33.9) | 26 (40.6) | 0.374 | 40 (51.3) | 0.016 | 69 (53.9) | 0.001 |
| **Idade gestacional (SA)** | | | | | | | |
| ***34- 40*** n=65 (17,02) | 24(20,87) | 18(26,87) | | 11 (14,10) | | 12 (4,92) | |
| ***> 40*** n=323 (84,55) | 88(79,13) | 46(73,13) | 0,317 | 67(85,90) | 0,201 | 116(95,08) | 0.009 |
| **Estado da membrana** | | | | | | | |
| ***Intacto*** n=229 (59,95) | 70 (62,5) | 36(56,25) | | 40(51,28) | | 83 (64,84) | |
| ***Quebrado*** n=153 (40,05) | 42 (37,5) | 28 (43,75) | 0,416 | 38 (48,72) | 0,12 | 45 (35,16) | 0,71 |

### 1.3. Qualificação do obstetra

***Quadro V: Qualificações das parteiras por local de parto***

| Qualificação do obstetra | HASC n=112 (10,81%) | SENDWE n=78 (3,71%) | CUL n=64 5,72% | HGRB n=128 (8,00%) | Embalagem | p |
|---|---|---|---|---|---|---|
| Especialistas | 6 (5,4) | 5 (6,4) | 4 (6,3) | 4 (3,1) | 19 (5,0) | 0,001 |
| Médicos de clínica geral | 25 (22,3) | 25 (32,1) | 17 26,6) | 40(31,3) | 107 (28,0) | |
| Médicos estagiários | 37 (33,0) | 18 (23,1) | 15 23,4) | 10 (7,8) | 80(20,9) | |
| Enfermeiras/os | 44 (39,3) | 30 (38,4) | 28(43,7) | 74(57,8) | 176(46,1) | |

A Tabela VI mostra que 6% dos partos foram dirigidos por especialistas em Lubumbashi (SENDWE e CUL) em comparação com os outros dois locais (p=0,001), enquanto no Hospital Geral de Referência do BIPEMBA a maioria dos partos foi dirigida por enfermeiras e/ou parteiras.

### 1.4. Métodos de parto em úteros cicatrizados.

#### 1.4.1. Itinerário de entrega

A Tabela VII mostra o resultado dos partos em úteros cicatrizados por local de parto.

***Quadro VI: Resultado da AUC por local de parto***

| Modos saída | HASC n=112 (10,81%) | CUL n=64 (5,72%) | p | SENDWE n=78 (3,71%) | p | HGRB n=128 (8,00%) | P |
|---|---|---|---|---|---|---|---|
| TAVB n=365 ( 95,55) | | | | | | | |
| *Sucesso* n = 183(50,14) | 45(43,69) | 28(44,44) | | 32(43,84) | | 78(61,9) | 0,013 |
| *Falha* n=182 (49,86) | 58(56,31) | 35(55,56) | 0,924 | 41(56,16) | 0,984 | 48(38,0) | 0.006 |
| *Cesariana eletivo* n=17(4,45) | 9 (8, 04) | 1 (1,56) | 0,095 | 5(6,41) | 0,673 | 2(1,56) | 0.016 |

Quase metade das pacientes deu à luz por via vaginal, sendo que apenas o

Hospital Geral de Referência do BIPEMBA realizou menos cesarianas do que os outros locais (p=0,001) (Tabela VII).

### 1.4.2. Horário de trabalho

A duração do trabalho de parto variou entre 3 e 72 horas para as pacientes que tiveram parto vaginal. A duração mediana do trabalho de parto foi de 8 horas, com um intervalo interquartil de 3 horas. Para as pacientes que tiveram um parto vaginal, a duração do teste uterino antes da decisão de fazer uma cesariana variou entre 3 e 48 horas. Esta duração foi mais curta no Hôpital de l'Amitié Sino-Congolaise do que nos outros locais de parto (Tabela VIII).

***Quadro VII: Duração mediana do trabalho de parto por local de parto***

| Horário de trabalho | HASC | CUL | SENDWE | HGRB |
|---|---|---|---|---|
| Duração mediana (Q1, Q3) | 7 (6, 8) | 10 (8,12) | 10 (8,12) | 10 (8,12) |
| Duração mínima | 3 | 3 | 3 | 3 |
| Duração máxima | 10 | 72 | 48 | 48 |

### 4.4.3. Indicações para o último parto por cesariana

***Quadro VIII: Indicações para o último parto por cesariana e tipo de cesariana***

| Tipos de cesariana | Indicações | n | % |
|---|---|---|---|
| **Cesariana de emergência** | Anel de pré-rutura | 34 | 17,09 |
| | Eclampsia | 2 | 1,01 |
| | Distocia cervical | 8 | 4,02 |
| | Distócia dinâmica resistente ao tratamento | 8 | 4,02 |
| | DPPNI | 4 | 2,01 |
| | Trabalho prolongado | 1 | 0,50 |
| | Cordão circular | 3 | 1,51 |
| | Macrossomia | 1 | 0,50 |
| | Falta de empenhamento | 14 | 7,04 |
| | Vice de apresentação | 7 | 3,52 |
| | SFA | 41 | 20,60 |
| | Placenta prévia | 18 | 9,05 |
| | Provas do cordão umbilical | 3 | 1,51 |
| | Rutura uterina | 38 | 19,10 |
| | **Subtotal** | **182** | **91,46** |
| **Cesariana electiva** | Bacia de fronteira | 9 | 4,52 |
| | Pré-eclâmpsia | 1 | 0,50 |
| | Macrossomia | 1 | 0,50 |
| | Apresentação multifuncional | 2 | 1,01 |
| | Placenta prévia | 4 | 2,01 |
| | **Subtotal** | **17** | **8,54** |

| Total | | 199 | 100 |
|---|---|---|---|

A Tabela IX mostra uma elevada proporção de cesarianas de emergência, ou seja, 91,5% em comparação com 8,5% de cesarianas electivas. As maiores frequências de indicações foram representadas, respetivamente, por sofrimento fetal agudo com 41 casos (20,60%), rutura uterina com 38 casos (19,10%), anel pré-rutura com 34 casos (17,09%) e placenta prévia com 18 casos (9,05%).

### 1.5. Parâmetros antropométricos dos recém-nascidos

O quadro X apresenta os parâmetros antropométricos dos recém-nascidos - por local de parto

***Quadro IX: Parâmetros antropométricos dos recém-nascidos - por local de parto***

| Caraterísticas | HASC | CUL | SENDWE | HGRB |
|---|---|---|---|---|
| **Peso** | 3161±619 | 3461±554 | 3302±467 | 3327±466 |
| **Tamanho** | 51.1±1.4 | 51.2±1.6 | 50.9±1.3 | 50.6±2.6 |
| **Perímetro craniano** | 34.5±2.3 | 34.6±3.7 | 34.3±1.5 | 34.5±1.5 |

O peso médio ao nascer do recém-nascido foi de 3313 ± 528 g em geral (p=0,004), a altura média foi de 51 ± 2 cm em todos os locais (p=0,096) e o perímetro cefálico médio foi de 34 ± 2 cm nos quatro locais de parto (p=0,932).

### 1.6. Parâmetros de desenvolvimento

#### 1.6.1. Morbidade e mortalidade materna

A Tabela XI apresenta a morbilidade e mortalidade materna dos partos com cicatriz uterina, por local de parto.

***Quadro X: Morbi - mortalidade materna em AUC por local de parto***

| **Caraterísticas** | **HASC** n=112 (10,81%) | **CUL** n=64 (5,72%) | **p** | **ENVIAR NÓS** n=78 (3,71%) | **p** | **HGRB** n=128 (8,00%) | **p** |
|---|---|---|---|---|---|---|---|
| **Morbilidade materna** | | | | | | | |
| ***Ausente*** n= 303 (79.32) | 93 (83.04) | 48(75.00) | | 71(91.3) | | 91 (71.09) | |
| ***Presente*** n= 79 (20.68) | 19 (16.96) | 16(25.00) | 0.198 | 7(8.97) | 0.114 | 37 (28.91) | 0.029 |

| | | | | | | | |
|---|---|---|---|---|---|---|---|
| *Hemorragia* n=33 (8,64) | 8 (7.14) | 5 (7.31) | 0.870 | 2(2.56) | 0.202 | 18(14.06) | 0.085 |
| *Rutura uterina* n= 6 (1,57) | 1 (0.89) | 1 (1.56) | 1.000 | 2 (2.56) | 0.568 | 2 (1.56) | 1.000 |
| *Infeção* n= 27 (7.07) | 7 (6.25) | 5 (7.81) | 0.692 | 2 (2.56) | 0.312 | 13 (10.16) | 0.274 |
| *Outros* n= 13 (3.40) | 3 (2.68) | 5 (7.81) | | 1 (1.28) | | 4 (3.12) | |
| **Mortalidade materna** | | | | | | | |
| *Mortes* n=5 (1,31) | 1 (0.89) | 1 (1.56) | | 2 (2.56) | | 1 (0.78) | |
| *Sobrevivência* n= 377 (98.69) | 111(99.11) | 63(98.44) | 1.000 | 76(97.44) | 0.569 | 127(99.22) | 1.000 |

Com uma taxa de 20,68%, a morbilidade foi dominada pela hemorragia e pela infeção (p=0,73). As taxas de complicações variaram entre 8,97% no SENDWE e 28,91% no BIPEMBA, onde o risco duplicou em relação aos outros locais (OR: 2,05 [1,23 - 3,40]). A rutura uterina foi diagnosticada em 6 partos (1,57%), sem diferença estatisticamente significativa entre os locais (p=1,000). No total, foram registados 5 casos de mortalidade materna, sem diferença estatística entre os locais ou a via de parto.

### 1.6.2. Morbidade e mortalidade neonatal

A Tabela XII apresenta a morbilidade e mortalidade perinatais dos partos com útero cicatricial por local de parto.

***Quadro XI: Morbilidade - mortalidade perinatal das CUA***

| **Caraterísticas** | **HASC** n=112 (10,81%) | **CUL** n=64 (5,72%) | p | **ENVIAR NÓS** n=78 (3,71%) | p | **HGRB** n=128 (8,00%) | P |
|---|---|---|---|---|---|---|---|
| **Pontuação de APGAR** | | | | | | | |
| *APGAR* < 7 147(37.2) | 66 (58.9) | 33 (51) | | 25 (32.1) | | 23 (18) | |
| *APGAR* > 7 235(62.8) | 46 (42.2) | 31(49.2) | 0.373 | 53 (68.8) | 0.0003 | 105(84.0) | 0.0000 |
| **Mortalidade** | | | | | | | |

| **Neonatal** | | | | | | | |
|---|---|---|---|---|---|---|---|
| *Mortes* n=31 (8,2) | 4 (3.757) | 5 (7.80) | | 9 (11.54) | | 13 (10.46) | |
| ***Sobrevivência*** n=351(91,8) | 108(96.43) | 59(92.19) | 0.220 | 69(88.46) | 0.037 | 115(89.84) | 0.044 |

Uma pontuação APGAR <7 afectou 147 recém-nascidos, com uma predominância no Hôpital de l'Amitié Sino-Congolaise e nas Clínicas Universitárias de Lubumbashi em comparação com os outros dois locais (p=0,000). Em contrapartida, a mortalidade neonatal foi baixa nos dois primeiros locais combinados (p=0,047).

# 11. 2. FACTORES DETERMINANTES DOS RESULTADOS MATERNO-FETAIS

# E O TESTE UTERINO

### ANÁLISES BIVARIADAS

### 11.1.1. Factores sócio-demográficos e testes uterinos

***Quadro XII: Factores sociodemográficos das pacientes associados à falha do teste uterino***

| Características | Total | Teste uterino *Falha* | *Sucesso* | OR bruto (IC95%) | P |
|---|---|---|---|---|---|
| **Idade (anos)** | | | | | |
| < 20 | 23 (100) | 16 (69,6) | 7 (30,4) | 2,64 (1,04 - 6,67) | 0,041 |
| 20 - 35 | 211 (100) | 98 (46,4) | 113(53,6) | 1 | |
| > 35 | 131 (100) | 78 (59,5) | 53 (40,5) | 1,70 (1,10 - 2,64) | 0,019 |
| **Sítio Web** | | | | | |
| CUL | 63 (100) | 37 (58,7) | 26 (41,3) | 1,90(1,03 - 3,50) | 0,04 |
| HASC | 103 (100) | 60 (58,3) | 43 (41,7) | 1,86(1,10 - 3,15) | 0,02 |
| SENDWE | 73 (100) | 41 (56,2) | 32 (43,8) | 1,71(0,96 - 3,06) | 0,07 |
| HGRB | 126 (100) | 54 (42,9) | 72 (57,1) | 1 | |
| **Nível de educação** | | | | | |
| Baixa | 172 (100) | 98 (57,0) | 74 (43,0) | 1,40 (0,92 -2,11) | 0,114 |
| Bom | 193 (100) | 94 (48,7) | 99 (51,3) | 1 | |
| **Estado civil** | | | | | |
| Em união | 265(100) | 153(57,7) | 112(42,3) | 2,14(1,34 - 3,42) | 0,001 |
| Viver sozinho | 100(100) | 39(39,0) | 61(61,0) | 1 | |

Dos vários factores sociodemográficos, apenas a idade da doente, o estado civil e o local do parto foram significativamente associados ao resultado do teste uterino.

As pacientes casadas tinham 2 vezes mais probabilidades de ter um teste uterino falhado (OR: 2,14 IC 95%: 1,34 - 3,42) do que as que viviam sozinhas. Em comparação com as pacientes com idades compreendidas entre os 20 e os 35 anos, as pacientes com menos de 20 anos e com mais de 35 anos tinham mais probabilidades de ter um teste uterino falhado. Quanto ao local do parto, o Hospital Geral de Referência do BIMPEMBA, com 43%, registou menos testes uterinos falhados do que os outros locais onde se registaram proporções superiores a 55% (Quadro XIII).

### 11.1.2. Factores obstétricos e testes uterinos

De todos os factores obstétricos das pacientes, apenas a paridade e o aborto anterior foram significativamente associados ao resultado do teste uterino. As pacientes com uma paridade superior a 4 tinham duas vezes mais probabilidades de ter um teste uterino falhado (OR: 1,66 IC 95%: 1,10 - 2,51) do que as pacientes com uma paridade inferior a 4. As doentes com antecedentes de aborto tinham 5 vezes mais probabilidades de ter um teste uterino falhado (OR: 5,26 IC 95%: 2,38 - 11,61) do que as que não tinham antecedentes de aborto (Quadro XIV).

***Tabela XIII: Factores obstétricos em pacientes associados à falha do teste uterino***

| **Caraterísticas** | **Total** | **Teste uterino** *Falha* | *Sucesso* | **OR bruto (IC95%)** | **p** |
|---|---|---|---|---|---|
| ***Paridade*** | | | | | |
| -< 4 | 170(100) | 78 (45,9) | 92 (54,1) | 1 | |
| -> 4 | 195 (100) | 114 (58,5) | 81 (41,5) | 1,66 (1,10 -2,51) | 0,017 |
| ***Aborto anterior*** | | | | | |
| - Não | 318 (100) | 153 (48,1) | 165 (51,9) | 1 | |
| -Sim | 47 (100) | 39 (83,0) | 8 (17,0) | 5,26 (2,38 -11,61) | < 0,001 |
| ***Espaço intergeracional (meses)*** | | | | | |
| -> 24 | 45 (100) | 20 (44,4) | 25 (55,6) | 1 | |
| -< 24 | 320 (100) | 172 (53,8) | 148 (46,2) | 1,45 (0,78 - 2,72) | 0,244 |

### 11.1.3. Factores clínicos e teste uterino

No que diz respeito aos factores clínicos das pacientes, apenas o estado do saco de água e a apresentação do feto foram significativamente associados ao resultado do teste uterino. As doentes admitidas com um saco de água roto tinham 5 vezes mais probabilidades de ter um teste uterino falhado (OR: 4,76 95% CI: 2,86 - 7,92) do que as admitidas com um saco de água intacto. As apresentações não cefálicas do vértice foram 5 vezes mais associadas à falha do teste uterino (OR: 4,80 IC 95%: 2,88-8,00) (Tabela XV).

***Tabela XIV: Factores clínicos da doente associados à falha do teste uterino***

| **Caraterísticas** | **Total** | **Teste uterino** | | **OR bruto (IC95%)** | **P** |
|---|---|---|---|---|---|
| | | *Fracasso* | *Sucesso* | | |
| ***Bolsa de água*** | | | | | |
| - Quebrado | 116(100) | 89 (76,7) | 27 (23,3) | 4,76 (2,86 - 7,92) | < 0,001 |
| - Intacto | 215 (100) | 88 (40,9) | 127 (59,1) | 1 | |
| ***Apresentação*** | | | | | |
| - A cimeira | 254 (100) | 106 (41,7) | 148 (58,3) | 1 | |
| - Outros | 111 (100) | 86 (77,5) | 25 (22,5) | 4,80 (2,88 - 8,00) | < 0,001 |

### 11.1.4. Morbilidade materna e neonatal e factores de risco *Tabela XV: Caraterísticas sócio-demográficas das pacientes e morbilidade materna.*

| Caraterísticas | **Morbilidade materna** *Sim* | *Não* | **OR bruto (IC95%)** |
|---|---|---|---|
| ***Idade (anos)*** | | | |
| -< 20 | 4 (11,4) | 31 (88,6) | 1 |
| -20 - 35 | 44 (21,6) | 160 (78,4) | 2,13 (0,71 - 6,36) |
| -> 35 | 30 (21,0) | 113 (79,0) | 2,06 (0,67 - 6,28) |
| ***Nível de educação*** | | | |
| -Baixo | 40 (22,0) | 142 (78,0) | 1,20 (0,73 - 1,98) |
| -Bom | 38 (19,0) | 162 (81,0) | 1 |
| ***Estado civil*** | | | |
| -Viver sozinho | 20 (19,0) | 85 (81,0) | 0,89 (0,50- 1,57) |
| -Em união | 58 (20,9) | 219 (79,1) | 1 |
| ***Qualificação do obstetra*** | | | |
| - Médico de clínica geral | 24 (22,4) | 83 (77,6) | 1,08 (0,34- 4,11) |
| - Médico estagiário | 21 (26,3) | 59 (73,8) | 1,33 (0,41 - 5,13) |
| - Enfermeira/acompanhante | 29 (16,5) | 147 (83,5) | 0,74 (0,24 - 2,76) |
| - Especialista | 4 (21,1) | 15 (78,9) | 1 |
| ***Sítio Web**** | | | |
| -HASC | 20 (17,9) | 92 (82,1) | 2,10 (0,80 - 5,54) |
| -HGRB | 35 (27,3) | 93 (72,7) | 3,64 (1,44 - 9,18) |
| -SENDWE | 17 (21,8) | 61 (78,2) | 2,69 (0,99 - 7,31) |
| -CUL | 6 (9,4) | 58 (90,6) | 1 |

*: caraterísticas estatisticamente significativas

***Tabela XVI: Caraterísticas clínicas e obstétricas das pacientes e morbidade materna.***

| Caraterísticas | Morbilidade materna Sim | Não | OR bruto (IC95%) |
|---|---|---|---|
| ***Paridade*** | | | |
| -> 4 | 38 (18,4) | 169 (81,6) | 0,76 (0,46 - 1,25) |
| -< 4 | 40 (22,9) | 135 (77,1) | 1 |
| ***Espaço intergénico*** | | | |
| -> 24 meses | 13 (35,1) | 24 (64,9) | 2,82 (1,34 - 5,94) |
| -< menos de 24 meses | 47 (16,1) | 245 (83,9) | 1 |
| ***Itinerário de entrega*** | | | |
| -Cesariana | 47 (23,6) | 152 (76,4) | 1,52 (0,91 - 2,52) |
| -Baixo | 31 (16,9) | 152 (83,1) | 1 |
| ***Altura uterina (cm)*** | | | |
| -> 34 | 19 (19,8) | 77 (80,2) | 0,97 (0,54 - 1,74) |
| -< 34 | 53 (20,3) | 208 (79,7) | 1 |

As Tabelas XVI e XVII mostram que as caraterísticas sociodemográficas, clínicas e obstétricas das pacientes não se associaram à morbilidade materna, com exceção do local do parto e do intervalo intergenital. Uma proporção de morbilidade materna de 35% foi registada entre as pacientes com um intervalo entre partos inferior a 24 meses, contra apenas 16% entre aquelas com um intervalo superior a 24 meses (p=0,005). Em termos de local de parto, a proporção de morbilidade foi mais baixa nas Clínicas Universitárias de Lubumbashi (9%) em comparação com 18%, 27% e 22% respetivamente no Hôpital de l'Amitié Sino-Congolaise, no Hôpital Général de Référence de Bimpemba e em Tendwe.

### 11.2.5. Caraterísticas maternas e morbilidade perinatal

A Tabela XVIII apresenta as caraterísticas sócio-demográficas das pacientes associadas à morbidade perinatal.

***Quadro XVII: Caraterísticas sócio-demográficas das pacientes e morbilidade perinatal***

| **Caraterísticas** | **Morbilidade perinatal** ***Sim*** | ***Não*** | **OR bruto (IC95%)** | **p** |
|---|---|---|---|---|
| ***Idade (anos)*** | | | | |
| -< 20 | 3 (12,5) | 21 (87,5) | 1 | |
| -20 - 35 | 84 (39,3) | 130 (60,7) | 4,52 (1,31 - 15,64) | 0,017 |
| ->35 | 52 (38,2) | 84 (61,8) | 4,33 (1,23 - 15,25) | 0,022 |
| ***Nível de educação*** | | | | |
| -Baixo | 89 (50,0) | 89 (50,0) | 2,92 (1,89 - 4,51) | < 0,001 |

| | | | | |
|---|---|---|---|---|
| -Bom | 50 (25,5) | 146 (74,5) | 1 | |
| ***Estado civil*** | | | | |
| -Viver sozinho | 43 (42,2) | 59 (57,3) | 1,34 (0,84 - 2,13) | 0,222 |
| -Na União | 96 (35,3) | 176 (64,7) | 1 | |
| ***Sítio Web**** | | | | |
| -HGRB | 20 (16,0) | 105 (84,0) | 1 | |
| -HASC | 63 (57,8) | 46 (42,2) | 7,19 (3,90 - 13,24) | < 0,001 |
| -SENDWE | 24 (31,2) | 53 (68,8) | 2,38 (1,21 - 4,69) | 0,012 |
| -CUL | 32 (50,8) | 31 (49,2) | 5,42 (2,73 - 10,78) | < 0,001 |

### *Tabela XVIII: Caraterísticas clínicas e obstétricas das pacientes e morbilidade perinatal*

| Caraterísticas | Morbilidade perinatal | | OR bruto (IC95%) | p |
|---|---|---|---|---|
| | Sim | Não | | |
| ***Paridade*** | | | | |
| -< 4 | 59 (34,3) | 110 (65,1) | 1 | |
| -> 4 | 80 (39,0) | 125 (61,0) | 1,19 (0,78 - 1,82) | 0,413 |
| ***Espaço intergeracional (meses)*** | | | | |
| -< 24 | 108 (38,0) | 176 (62,0) | 1,91(0,87 - 4,20) | 0,108 |
| -> 24 | 9 (24,3) | 28 (75,7) | 1 | |
| ***Itinerário de entrega*** | | | | |
| -Baixo | 44 (24,6) | 135 (75,4) | 2,92 (1,88 - 4,53) | < 0,001 |
| -Cesariana | 95 (48,7) | 100 (51,3) | 1 | |
| ***Altura uterina (cm)*** | | | | |
| -< 34 | 100 (39,1) | 156 (60,9) | 1 | |
| -> 34 | 66 (69,5) | 29 (30,5) | 0,68 (0,41 - 1,13) | 0,142 |
| ***Estado da membrana*** | | | | |
| -Intacto | 63 (29,0) | 154 (71,0) | 1 | |
| -Quebrado | 52 (42,6) | 70 (57,4) | 1,82 (1,14 - 2,89) | 0,012 |
| ***Patologia relacionada com a gravidez durante a gravidez*** | | | | |
| -Atualmente | 24 (34,3) | 46 (65,7) | 0,86 (0,50 - 1,48) | 0,58 |
| -Ausente | 115 (37,8) | 189 (62,2) | 1 | |
| ***Prematuridade*** | | | | |
| -Não | 28 (58,3) | 20 (41,7) | 1 | |
| -Sim | 111 (35,5) | 202 (64,5) | 2,55 (1,37 - 4,73) | 0,003 |

As Tabelas XVIII e XIX mostram que apenas a idade materna, o nível de escolaridade da doente, a via de parto, o estado da bolsa de água à admissão e o local do parto estiveram estatisticamente associados à morbilidade perinatal. Foi registada uma maior proporção de morbilidade perinatal nas doentes com mais de 35 anos (OR: 4,33; IC 95%: 1,23 - 15,25; p=0,022) e mesmo nas que tinham entre 20 e 35 anos (p=0,017). Além disso, 43% da morbilidade perinatal foi registada em pacientes admitidas com uma bolsa de água rompida, em comparação com apenas 29% nas pacientes admitidas com uma bolsa de água intacta (p=0,012). O HASC (58%) e as Clínicas Universitárias de LUBUMBASHI (51%) registaram proporções mais elevadas de mortalidade perinatal, em comparação com o Hopital Général de Référence de BIMPEMBA (16%) e o SENDWE (31%).

### II.1.6. Caraterísticas maternas e mortalidade perinatal

***Quadro XIX: Caraterísticas sócio-demográficas das pacientes e mortalidade perinatal***

| Caraterísticas | Mortalidade perinatal *Sim* | *Não* | OR bruto (IC95%) | P |
|---|---|---|---|---|
| ***Idade (anos)*** | | | | |
| -< 20 | 0 (0) | 24 (100) | 0,26 (0,01 - 1,76) | 0,283 |
| -20 - 35 | 21 (9,9) | 192 (90,1) | 1 | |
| -> 35 | 10 (7,5) | 124 (92,5) | 0,75 (0,32 - 1,76) | 0,603 |
| ***Nível de educação*** | | | | |
| -Baixo | 14 (7,9) | 163 (82,1) | 0,89 (0,43 - 1,87) | 0,767 |
| -Bom | 17 (8,8) | 177 (91,2) | 1 | |
| ***Estado civil*** | | | | |
| -Viver sozinho | 7 (6,8) | 96 (83,2) | 0,74 (0,31 - 1,78) | 0,501 |
| -Em união | 24 (8,9) | 244(81,1) | 1 | |
| ***Qualificação do obstetra*** | | | | |
| - Médicos de clínica geral | 10 (9,5) | 95 (90,5) | 0,89 (0,18 - 9,12) | 0,998 |
| - Médicos estagiários | 13 (16,7) | 65 (83,3) | 1,69 (0,33 - 16,87) | 0,795 |
| - Enfermeira/acompanhante | 6 (3,5) | 163 (96,5) | 0,32 (0,05 - 3,44) | 0,375 |
| - Médicos especialistas | 2 (10,5) | 17 (89,5) | 1 | |
| ***Sítio Web**** | | | | |
| -HASC | 4 (3,7) | 105 (96,3) | 1 | |
| -HGRB | 13 (10,4) | 112 (89,6) | 3,05 (0,96 - 9,64) | 0,047 |
| -SENDWE | 9 (11,8) | 67 (88,2) | 3,53 (1,04 - 11,91) | 0,032 |
| -CUL | 5 (8,2) | 56 (91,8) | 2,33 (0,48 - 12,24) | 0,362 |

*: caraterísticas estatisticamente significativas

***Tabela XX: Caraterísticas clínicas e obstétricas das pacientes e mortalidade perinatal***

| Caraterísticas | Mortalidade perinatal *Sim* | *Não* | OR bruto (IC95%) | p |
|---|---|---|---|---|

| | | | | |
|---|---|---|---|---|
| ***Paridade*** | | | | |
| -< 4 | 9 (5,4) | 159 (94,6) | 1 | |
| -> 4 | 22 (10,8) | 181 (89,2) | 2,14 (0,96 - 4,86) | 0,057 |
| ***Espaço intergeracional (meses)*** | | | | |
| -< 24 | 19 (6,8) | 262 (83,2) | 0,59 (0,18 - 2,57) | 0,543 |
| -> 24 | 4 (10,8) | 33 (89,2) | 1 | |
| ***Itinerário de entrega*** | | | | |
| -Baixo | 7 (3,9) | 169 (96,1) | 1 | |
| ***-Cesariana*** | 24 (12,3) | 171 (87,7) | 0,60 (0,18 - 2,57) | 0,544 |
| ***Altura uterina (cm)*** | | | | |
| -< 34 | 24 (9,4) | 231(90,6) | 1 | |
| -> 34 | 6 (6,4) | 88 (93,6) | 0,66 (0,26 - 1,66) | 0,371 |
| ***Estado da membrana*** | | | | |
| -Intacto | 11 (36,7) | 205 (67,0) | 1 | |
| -Quebrado | 19 (63,3) | 101 (33,0) | 3,51 (1,61 - 7,65) | 0,002 |
| ***Patologia relacionada com a gravidez durante a gravidez*** | | | | |
| -Atualmente | 11 (15,7) | 59 (84,3) | 2,62 (1,19 - 5,76) | 0,014 |
| -Ausente | 20 (6,6) | 281 (93,4) | 1 | |
| ***Prematuridade*** | | | | |
| -Não | 28 (9,1) | 281(90,9) | 0,64 (0,12 - 2,21) | 0,692 |
| -Sim | 3 (6,0) | 47 (94,0) | 1 | |

Os únicos factores estatisticamente associados à mortalidade perinatal foram: a paridade, o estado da bolsa de água à admissão, a presença de uma patologia gravídica durante a gravidez e o local do parto. Uma maior proporção de mortalidade perinatal foi registada entre as pacientes com uma paridade de pelo menos 4 (10,8 vs 5,4; p= 0,057). Além disso, 63% dos casos de mortalidade perinatal foram registados entre as pacientes admitidas com uma bolsa de água rompida, em comparação com apenas 37% das pacientes admitidas com uma bolsa de água intacta (p=0,002). Em termos de patologia durante a gravidez, 15,7% dos casos de mortalidade perinatal foram registados em doentes com patologia gravídica durante a gravidez, em comparação com apenas 6,6% em doentes sem patologia gravídica (p=0,014). Os Hospitais Gerais de Referência BIPEMBA (10%) e SENDWE (12%) registaram proporções mais elevadas de mortalidade perinatal, em comparação com as Clínicas Universitárias de Lubumbashi (8%) e o HASC (4%).

### 11.3. ANÁLISE MULTIVARIADA

#### 11.3.1. Caraterísticas maternas e morbilidade perinatal

A Tabela XXII apresenta as caraterísticas sócio-demográficas, clínicas e obstétricas das pacientes associadas à morbidade perinatal.

### *Quadro XXI: Caraterísticas maternas e morbilidade perinatal*

| Caraterísticas | OR bruto (IC95%) | P | OR ajustado (IC95%) | P |
|---|---|---|---|---|
| *Idade (anos)* | | | | |
| -< 20 | 1 | | 1 | |
| -20 - 35 | 4,52(1,31 - 15,64) | 0,017 | 20,07(2,01- 200,18) | 0,011 |
| -> 35 | 4,33(1,23 - 15,25) | 0,022 | 19,71(1,93 - 301,69) | 0,012 |
| ***Nível de educação*** | | | | |
| -Baixo | 2,92(1,89 - 4,51) | < 0,001 | 3,74(2,04 - 6,86) | < 0,001 |
| -Bom | 1 | | 1 | |
| ***Itinerário de entrega*** | | | | |
| -Baixo | 1 | | 1 | |
| - Cesariana | 2,92 (1,88 - 4,53) | <0,001 | 0,48 (0,24 - 0,92) | 0,027 |
| ***Estado da membrana*** | | | | |
| -Intacto | 1 | | 1 | |
| -Quebrado | 1,82(1,14 - 2,89) | 0,012 | 1,92(1,00 - 3,69) | 0,05 |
| ***Prematuridade*** | | | | |
| -Não | 1 | | 1 | |
| -Sim | 2,55(1,37 - 4,73) | 0,003 | 0,52(0,23 - 1,16) | 0,109 |
| ***Sítio Web*** | | | | |
| -HGRB | 1 | | 1 | |
| -HASC | 7,19(3,90 - 13,24) | < 0,001 | 6,95(2,92 - 16,57) | < 0,001 |
| -SENDWE | 2,38(1,21 - 4,69) | 0,012 | 2,56(1,01 -6,42) | 0,046 |
| -CUL | 5,42(2,73 - 10,78) | < 0,001 | 4,73(1,85 - 12,12) | 0,001 |

Após o ajustamento por regressão logística, o local do parto, o estado das membranas, a via de parto, o nível de educação da paciente e a idade foram significativamente associados à morbilidade perinatal. Em comparação com o Hospital Geral de Referência do BIPEMBA (16%), o risco de morbilidade perinatal foi 2,56 vezes superior no Sendwe (31,2%), 4,73 vezes superior no CUL (50,8%) e 6,95 vezes superior no Hôpital de l'Amitié Sino-Congolaise (57,8%). A rotura de membranas (42,6%) é 1,92 vezes mais frequente do que a rotura de membranas intactas (29%). A cesariana (48,7%) foi 2,92 vezes mais provável do que o parto vaginal (24,6%). O risco associado a um nível de escolaridade baixo (50%) foi 3,74 vezes superior ao associado a um nível de escolaridade elevado (25,5%). Em comparação com as pacientes com menos de 20 anos (12,5%), as pacientes com idade entre 20 e 35 anos (39,3%) e com mais de 35 anos (38,2%) apresentaram um risco 20,07 e 19,71 vezes maior, respetivamente (tabela XXII).

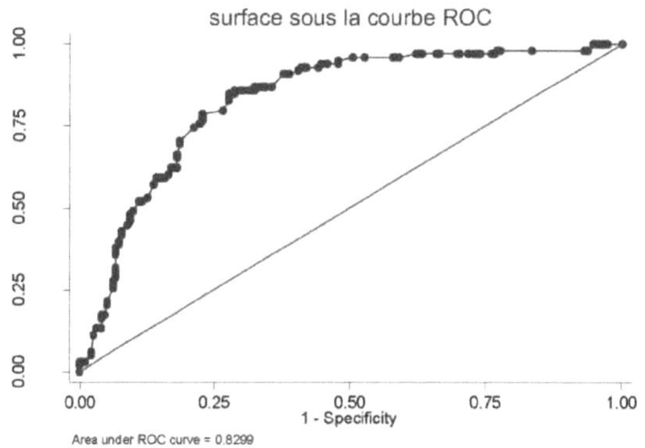


***Figura 3: Teste de adequação do modelo de morbilidade perinatal***

A área sob a curva ROC do modelo estimado é de 83%, o que significa que o modelo estimado tem um bom poder preditivo com uma sensibilidade de 59%, uma especificidade de 85%, um valor preditivo positivo de 68% e um valor preditivo negativo de 80%. Este modelo previsto permitiu classificar corretamente 80% dos recém-nascidos.

## II.3.2 Caraterísticas maternas e mortalidade perinatal

A Tabela XXIII apresenta as caraterísticas sócio-demográficas, clínicas e obstétricas das pacientes associadas à mortalidade perinatal.

**Quadro XXII: Caraterísticas maternas e mortalidade perinatal**

| Caraterísticas | OR bruto (IC95%) | P | OR ajustado (IC95%) | P |
|---|---|---|---|---|
| ***Paridade*** | | | | |
| -< 4 | 1 | | | |
| -> 4 | 2,14 (0,96 - 4,86) | 0,057 | 2,44 (1,02 - 5,87) | 0,046 |
| ***Estado da membrana*** | | | | |
| -Intacto | 1 | | 1 | |
| -Quebrado | 3,51(1,61 - 7,65) | 0,002 | 3,82 (1,67 - 8,71) | 0,001 |
| ***Patologia relacionada com a gravidez durante a gravidez*** | | | | |
| - Presente | 2,62 (1,19 - 5,76) | 0,014 | 2,87 (1,20 - 6,85) | 0,017 |
| -Ausente | 1 | | 1 | |

| *Sítio Web* | | | | |
|---|---|---|---|---|
| -HASC | 1 | | 1 | |
| -HGRB | 3,05 (0,96 - 9,64) | 0,047 | 3,59 (0,88 - 14,59) | 0,074 |
| -SENDWE | 3,53 (1,04 - 11,91) | 0,032 | 2,95 (0,64 - 13,53) | 0,164 |
| -CUL | 2,33 (0,48 - 12,24) | 0,362 | 3,07 (0,82 - 11,51) | 0,096 |

Na análise bivariada, foi registada uma maior proporção de mortalidade perinatal entre as pacientes com uma paridade de pelo menos 4 (10,8% versus 5,4% entre as mulheres multíparas; p=0,057). Além disso, 63% dos casos de mortalidade perinatal foram registados em pacientes admitidas com uma bolsa de água rompida, em comparação com apenas 37% em pacientes admitidas com uma bolsa de água intacta (p=0,002). No que diz respeito às patologias relacionadas com a gravidez, 15,7% dos casos de mortalidade perinatal foram observados em pacientes que tinham sofrido uma patologia relacionada com a gravidez durante a gravidez, em comparação com apenas 6,6% em pacientes sem história de patologia relacionada com a gravidez (p=0,014). Em Mbuji - Mayi, o Hôpital Général de Référence de BIMPEBA (10%) e o Hôpital SENDWE de Lubumbashi (12%) registaram proporções mais elevadas de mortalidade perinatal do que as Cliniques Universitaires de Lubumbashi (8%) e o Hôpital de l'Amitié Sino - Congolais de Kinshasa (4%).

Na análise multivariada e após ajuste com regressão logística, observou-se :

1) as mulheres multíparas tinham 2,44 vezes mais probabilidades de ver o seu filho morrer durante o período perinatal do que as mulheres com uma paridade inferior a 4;

2) As pacientes que tinham sofrido uma rutura prematura das membranas tinham 4 vezes mais probabilidades de ver o seu filho morrer durante o período perinatal;
3) as pacientes que tinham sofrido uma doença relacionada com a gravidez tinham 3 vezes mais probabilidades de ver o seu filho morrer durante o período perinatal;

Quanto ao local do parto, as pacientes atendidas no Hospital Geral de Referência do BIPEMBA tinham 4 vezes mais probabilidades e as atendidas nas Clínicas Universitárias de Lubumbashi tinham 3 vezes mais probabilidades de ver o seu filho morrer durante o período perinatal do que as que deram à luz no Hôpital de l'Amitié Sino-Congolaise.

4) mas a diferença observada não foi estatisticamente significativa ao nível do limiar a=0,05. Todas as diferenças observadas, com exceção da localização geográfica dos hospitais (locais), foram estatisticamente significativas (quadro XXIII).

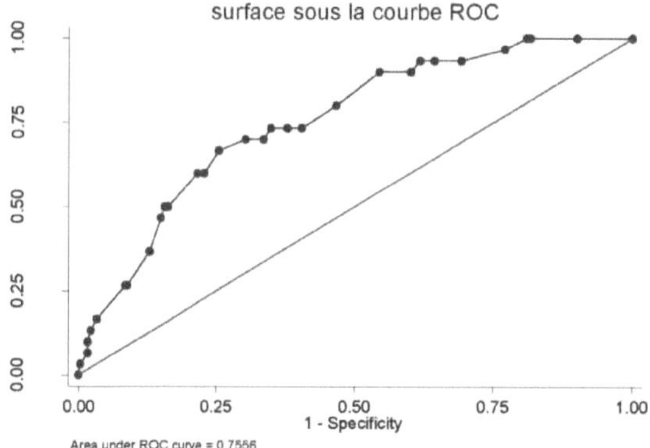


*Figura 4: Teste de adequação do modelo de mortalidade perinatal*

Como a área sob a curva ROC do modelo estimado foi de 76%, concluímos que o modelo estimado tem um bom poder preditivo com uma especificidade de 100% e um valor preditivo negativo de 91%. Este modelo previsto permitiu classificar corretamente 91% dos recém-nascidos.

### II.3.3. Caraterísticas maternas e morbilidade

A Tabela XXIV mostra os factores associados à morbilidade materna nos casos de parto num útero cicatrizado.

*Quadro XXIII: Factores associados à morbilidade materna e à AUC*

| Caraterísticas | OR bruto (IC95%) | P | OR ajustado (IC95%) | P |
|---|---|---|---|---|
| ***Intervalo intergeracional (meses)*** | | | | |
| -> 24 meses | 1 | | 1 | |
| -< menos de 24 meses | 2,82 (1,34 - 5,94) | 0,005 | 3,37(1,53 -7,41) | 0,003 |
| ***Sítio Web*** | | | | |
| -HASC | 1 | | 1 | |
| -HGRB | 1,73(0,93 - 3,22) | 0,081 | 1,29(0,62 - 2,70) | 0,5 |
| -SENDWE | 1,28(0,62 - 2,64) | 0,5 | 1,20(0,54 - 2,65) | 0,651 |

| -CUL | 0,48(0,18 - 1,26) | 0,127 | 0,33(0,11 -0,99) | 0,049 |
|---|---|---|---|---|

Após ajustamento, as duas variáveis consideradas, ou seja, o intervalo intergenital e o local do parto, foram significativamente associadas à morbilidade materna. De facto, um intervalo intergenital inferior a 24 meses (35,1%) foi associado a um risco 3 vezes maior de morbilidade materna nas pacientes com útero cicatricial em comparação com as pacientes com um intervalo de pelo menos 24 meses (16,1%); a diferença observada foi estatisticamente significativa. Quanto ao local do parto, as pacientes atendidas nas Clínicas Universitárias de Lubumbashi (9,4%) tinham 3 vezes menos probabilidades de sofrer de morbilidade materna do que as atendidas no Hôpital de l'Amitié Sino - Congolais em Kinshasa (17,9%), com uma diferença significativa. (Quadro XXIV).

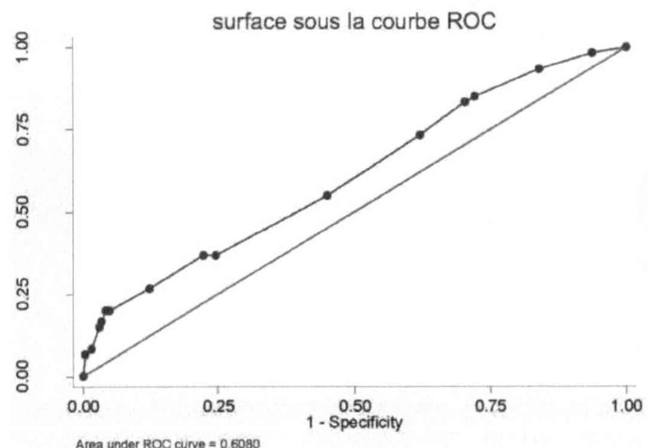


***Figura 5: Teste de adequação do modelo de morbilidade materna***

Como a área sob a curva ROC do modelo estimado é de 61%, podemos dizer que o modelo estimado tem um bom poder preditivo com uma especificidade de 100% e um valor preditivo negativo de 82%. Este modelo permitiu classificar corretamente 82% dos doentes.

### II.3.4. Factores associados ao insucesso do teste uterino

***Quadro XXIV: Factores associados ao insucesso do teste uterino***

| Caraterísticas | OR bruto (IC95%) | P | OR ajustado (IC95%) | P |
|---|---|---|---|---|
| *Idade (anos)* | | | | |
| -<20 | 2,64 (1,04 - 6,67) | 0,041 | 3,32 (1,11 - 9,87) | 0,031 |
| -20 - 35 | 1 | | 1 | |
| ->35 | 1,70 (1,10 - 2,64) | 0,019 | 2,58 (0,89 - 2,80) | 0,119 |
| ***Paridade*** | | | | |
| -< 4 | 1 | | 1 | |
| -> 4 | 1,66 (1,10 - 2,51) | 0,017 | 1,43 (0,82 - 2,52) | 0,211 |
| ***Bolsa de água*** | | | | |
| -Rompue | 4,76 (2,86 - 7,92) | < 0,001 | 3,95 (2,26 -6,90) | < 0,001 |
| -Intacto | 1 | | 1 | |
| *Apresentação* | | | | |
| -Summit | 1 | | 1 | |
| -Outros | 4,80 (2,88 - 8,00) | < 0,001 | 5,46 (3,13 - 10,95) | < 0,001 |
| *Altura uterina (cm)* | | | | |
| -< 34 | 3,27 (1,62 - 6,59) | 0,001 | 2,75 (1,26 - 6,00) | 0,011 |
| -> 34 | 1 | | 1 | |

O Quadro XXV mostra que a idade, o estado da bolsa de água, a altura uterina e a apresentação do feto foram factores explicativos do resultado do teste uterino. As pacientes com menos de 20 anos de idade tinham três vezes mais probabilidades de falhar o teste uterino do que as pacientes com idades compreendidas entre os 20 e os 35 anos. As apresentações que não as de vértice tinham cinco vezes mais probabilidades de falhar o teste uterino do que as apresentações de vértice cefálico. Em comparação com as doentes admitidas com um saco de água intacto, as doentes admitidas com um saco de água roto tinham 4 vezes mais probabilidades de falhar o teste uterino. O risco de insucesso do teste uterino para as doentes com uma altura uterina superior a 30 cm foi 3 vezes superior ao das parturientes com uma altura uterina inferior a 30 cm. O teste de Hosmer Lemeshow mostra que o modelo produz probabilidades próximas das observadas.

***Quadro XXV: Validade do modelo previsto***

| **Resultado obtido com o modelo** | **Resposta ao teste uterino observada** | | **Total** |
|---|---|---|---|
| | ***Falha*** | ***Sucesso*** | |
| Falha | 132 | 43 | 175 |
| Sucesso | 37 | 111 | 148 |
| **Total** | **169** | **154** | **323** |

O quadro XXVI mostra que o modelo previsto permite classificar corretamente

75,2% dos exames uterinos, com uma sensibilidade de 78,1%, uma especificidade de 72,1%, um valor preditivo positivo de 75,4% e um valor preditivo negativo de 75,0%.

# Capítulo 3

## PONTUAÇÃO PREDITIVA PARA O RESULTADO DE TESTES UTERINOS OU PONTUAÇÃO DE PAUM

### 0. Introdução

As conclusões retiradas dos capítulos anteriores tornam imperativa a construção de uma pontuação preditiva para a falha do teste uterino com base numa boa identificação e análise dos determinantes do resultado fetomaterno e do teste uterino. Estes determinantes terão de ser pontuados e o seu poder determinado. A pontuação será validada numa experiência fiável. A utilização deste modelo preditivo em pacientes terá o efeito de melhorar a qualidade das indicações para a via superior, aumentar as taxas de cesarianas profiláticas e otimizar a seleção de pacientes submetidas a testes uterinos. Isto deverá resultar numa redução da morbilidade e da mortalidade materna e fetal associadas à gestão do parto num útero cicatrizado.

### 1. Abordagem metodológica da produção de partituras

Um total de 382 pacientes (17 das quais tinham sido submetidas a uma cesariana electiva direta) foram incluídas na segunda parte do nosso estudo, que analisou os factores determinantes do resultado materno-fetal e dos testes uterinos.

Neste capítulo dedicado à compilação do score preditivo dos partos em útero cicatricial, as 17 pacientes que beneficiaram diretamente de uma cesariana electiva foram imediatamente excluídas das análises. Assim, apenas 365 pacientes que foram submetidas a um teste uterino espontâneo (nem induzido nem estimulado) foram mantidas.

Após a construção de um terceiro modelo de regressão logística para identificar os factores associados à falha do teste uterino, apenas as variáveis com um valor de $p < 0{,}05$ e com menor probabilidade de serem subjectivas foram introduzidas na análise multivariada. Para reduzir o provável viés de subjetividade da informação, alguns parâmetros como o estado civil, o aborto prévio e o local do parto não foram introduzidos na análise multivariada. A partir deste modelo, foi construída uma pontuação para prever a falha do teste uterino nos quatro hospitais da RDC selecionados para o estudo (Quadro XXVII) e foi-lhe atribuído o acrónimo PAUM em referência às iniciais das palavras-chave que o constituem, nomeadamente :

- Apresentação do feto
- Idade materna
- Altura uterina ;
- Rutura da membrana.

A cada modalidade da variável foi atribuída uma pontuação de acordo com o seu peso no modelo de regressão logística. A curva ROC foi utilizada para avaliar a capacidade da pontuação para identificar as doentes em risco de insucesso do teste uterino. O limiar da pontuação preditiva foi determinado com base na sensibilidade e especificidade óptimas utilizando o índice de Youden. Todos os testes foram efectuados com um limiar de a=0,05.

## 2. Estabelecer a pontuação preditiva

***Quadro XXVI: Critérios para estabelecer a pontuação preditiva***

| Critérios para estabelecer a pontuação | Pontuação |
|---|---|
| *Apresentação* | |
| -Occipital | 1 |
| -Outros | 4 |
| ***Idade (anos)*** | |
| -< 20 | 3 |
| -20 - 35 | 1 |
| -> 35 | 2 |
| ***Altura uterina (cm)*** | |
| -< 34 | 1 |
| -> 34 | 3 |
| ***Estado da membrana*** | |

- Rompue 4
- Intacto 1

O quadro XXVII mostra claramente que, com base nos Odds ratios fornecidos pelo modelo de regressão logística, foi produzido um score com um mínimo e um máximo de 4 e 16, respetivamente. O limiar obtido foi de 7 e foi determinado com base na sensibilidade e especificidade óptimas utilizando o índice de Youden. Uma pontuação total maior ou igual a 7 indicava um risco de insucesso do teste uterino.

***Figura 6: Teste da qualidade do ajuste do modelo proposto na previsão do***

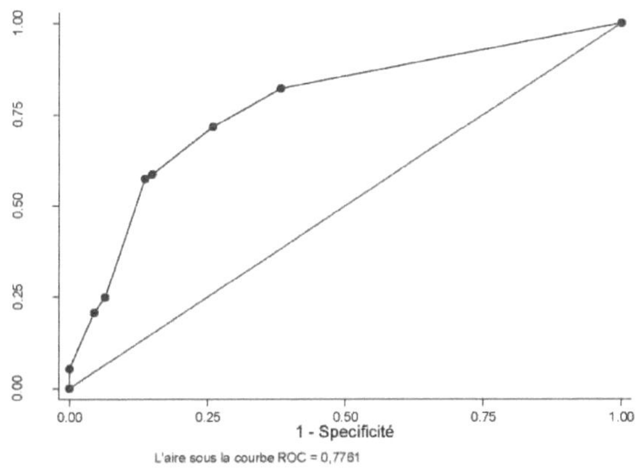


***resultado do teste uterino***

A pontuação para a previsão do parto num útero cicatricial permite classificar corretamente 72,7% dos testes uterinos, com uma sensibilidade de 71,6%, uma especificidade de 74,0%, um valor preditivo positivo de 75,1% e um valor preditivo negativo de 70,4%.

## 3. Validação interna da pontuação preditiva

***Quadro XXVII: Validade da pontuação de previsão do modelo proposto***

| Pontuação de previsão para AUC | Resposta ao teste uterino observada | | Total |
|---|---|---|---|
| | *Falha* | *Sucesso* | |
| > 7 | 121 | 40 | 161 |

| | | | |
|---|---|---|---|
| < 7 | 48 | 114 | 162 |
| **Total** | **169** | **154** | **323** |

Das 323 doentes que foram introduzidas no modelo de regressão logística para prever a realização de testes uterinos, 235 (121 + 114), ou seja, 73%, foram corretamente classificadas utilizando a pontuação proposta. A pontuação teve uma sensibilidade de 72%, uma especificidade de 74%, um valor preditivo positivo de 75% e um valor preditivo negativo de 70%.

# Capítulo 4

## DISCUSSÃO

Neste capítulo, discutimos os resultados do nosso estudo e tentamos explicá-los e compará-los, na medida do possível, com os dados da literatura científica.

Esta discussão começará por analisar as limitações metodológicas do estudo, antes de se centrar nos resultados propriamente ditos.

### IV.1 Discussão metodológica

A nossa investigação é prospetiva, multicêntrica, transversal e analítica. Como sabemos, um estudo transversal não permite a análise de tendências, o que teria sido uma mais-valia notável.

Embora não sejam representativos de todas as maternidades da RDC, os 4 locais de estudo não foram selecionados aleatoriamente, o que pode sugerir um viés de seleção. Teria sido desejável ter pelo menos um local de estudo no leste da RDC, de modo a cobrir todo o país. No entanto, tal não foi possível, principalmente devido a condicionalismos operacionais. Para simplificar os procedimentos de recrutamento, como já foi referido, apenas selecionámos pacientes das quatro maternidades que tratam um grande número de pacientes com útero cicatricial e que atraem pacientes de diferentes comunas das cidades em questão. Estas quatro maternidades e a população que as frequenta não são provavelmente diferentes das que não foram incluídas no estudo. Assim, os resultados deste estudo podem ser razoavelmente comunicados para todo o país, partindo do princípio de que não existem grandes diferenças biotípicas entre as pacientes de Kinshasa, Mbuji - Mayi e Lubumbashi, por um lado, e as do resto da RDC, por outro.

Algumas informações, como a história de aborto, o estado civil, a paridade e o número de cesarianas anteriores, foram-nos comunicadas pelas pacientes. A técnica utilizada para recolher estes dados expôs-nos ao risco de erros de classificação (viés de informação). Os os erros de classificação (falta de validade interna) que poderiam ocorrer se as perguntas fossem mal formuladas no questionário (formulário de recolha de dados) teriam reduzido a capacidade de evidenciar o efeito real dos factores de risco sobre o fenómeno estudado, subestimando o odds ratio (enviesamento direcional para a unidade ou diluição do efeito). O cuidado na conceção e validação do questionário e o acompanhamento muito regular dos entrevistadores no terreno permitiram minimizar estes erros.

Quanto a possíveis fatores de confusão, no desenho desta pesquisa restringimos a participação no estudo a gestantes com 1 ou 2 cesáreas anteriores. Utilizámos, então, análises multivariadas e não encontrámos factores de confusão após o ajuste dos modelos estimados. Isto não impediu a sobrevivência de confusão residual devido ao facto de nem todas as variáveis que supostamente explicam o resultado do teste uterino terem sido introduzidas no modelo. Esta confusão residual pode também ter resultado da forma como categorizámos certas variáveis contínuas, como a idade e a paridade da cadela grávida.

Para garantir a elevada exatidão dos resultados do nosso estudo, utilizámos uma amostra de dimensão suficientemente grande, com um poder estatístico aceitável; a exatidão dos resultados depende da dimensão da amostra, da variabilidade dos parâmetros estudados (IC 95% das medidas de frequência e de efeito) e da ausência ou presença de erros aleatórios, incluindo as três principais fontes de amostragem de medição, classificação e variações biológicas individuais.

Apesar das limitações acima mencionadas, este estudo tem o mérito de ser o primeiro na República Democrática do Congo a propor uma pontuação para prever o resultado de um teste uterino, a que chamamos **PAUM SCORE**.

### IV .2. Frequência de nascimentos em útero cicatrizado

Desde 2005, a OMS publica anualmente estatísticas globais de saúde que mostram a evolução das taxas de cesarianas em todo o mundo.

A cesariana, inicialmente considerada como um procedimento para salvar vidas, tornou-se uma prática de segurança, cujas duas principais indicações são a cicatriz uterina e a distocia [12]. Uma vez que a principal causa de útero cicatricial é uma cesariana anterior, é importante descrever a evolução das taxas de cesariana, que determinam a frequência subsequente de UA. O aumento das taxas de cesariana nos últimos 20 anos é um fenómeno amplamente partilhado, tanto nos países desenvolvidos como nos países em desenvolvimento. Na maioria dos países desenvolvidos, esta taxa é bastante superior a 15% (o limiar há muito definido como ótimo pela OMS), e cerca de 5 a 7% nos países em desenvolvimento (o intervalo há muito definido como mínimo pela OMS). A consequência inevitável da evolução das taxas de cesariana é que a prevalência de cicatrizes uterinas aumentou de 7 para 14% na maioria dos países, tanto em África como no resto do mundo [3].

Além disso, Smith et al [3] referiram, em 2005, que a tendência inflacionária das taxas de cesariana tinha levado proporcionalmente a um aumento da frequência das UA, com uma enorme variação de um país para outro, de uma cidade para outra e de um hospital para outro dentro do mesmo contexto.

A frequência de partos com útero cicatrizado durante este período de estudo foi de 6,53%. Em França, entre 1995 e 2010, a prevalência de cicatrizes uterinas aumentou de 8 para 11%, de acordo com os dados do ACOG publicados em 2010 [10]. Este resultado está próximo dos dados africanos registados em Yaoundé (Camarões) em 2004 (4,7%) e Dar-Es-Salaam (Tanzânia) (7,7%) [13]. No entanto, é inferior às frequências de 8,4% e 9% descritas respetivamente nas Clínicas Universitárias de Kinshasa em 2013 [14] e em Kigali em 2005 (Ruanda) e Kampala (Uganda) em 2006 [13]. Em quase 30 anos, constatamos que a frequência de partos com cicatriz uterina triplicou, passando de 2,43% em 1983 para 8,45% em 2010 nas Clínicas Universitárias de Kinshasa [14,19]. Este aumento da taxa de partos com cicatriz uterina é proporcional ao aumento da taxa de cesarianas, que quase decuplicou no mesmo período, passando de 3,69% em 1983 para 30,6% em 2010 [14]. Isto poderia ser explicado, por um lado, pelo facto de os hospitais incluídos no nosso estudo serem de nível secundário ou terciário e, por outro lado, alguns deles constituírem, nas respectivas províncias, estruturas no topo da pirâmide da saúde, cujas maternidades dão prioridade aos partos de alto risco. No entanto, a metodologia utilizada poderá ter um efeito subestimador, uma vez que o presente estudo apenas considerou a cicatriz uterina secundária à cesariana em detrimento das cicatrizes não obstétricas. A frequência pode também ser afetada pela exclusão, desde o início, de úteros com múltiplas cicatrizes (>2), de gravidezes com menos de 34 semanas de gestação com múltiplos conteúdos, de úteros com cicatrizes com contra-indicações absolutas para o parto vaginal e de úteros com cicatrizes com morte fetal in utero.

### V V.3 Morbi - mortalidade materna

Em nossa casuística, 79 casos (20,68%) apresentaram pelo menos uma complicação, com predomínio da hemorragia (41,77%) e da endometrite pós-parto (34,18%). A rotura uterina foi diagnosticada em 6 casos (7,59%), sem diferença significativa entre os locais estudados. A hemorragia de parto foi mais frequente nos grupos de parto vaginal (HGRB: 14,06%) do que nos grupos de parto vaginal, mas sem diferença estatística significativa, sugerindo que a causa primária foi provavelmente a atonia uterina comum às tentativas irracionais de parto vaginal, e não a cicatrização uterina. As complicações hemorrágicas são reconhecidas como a principal causa de mortalidade obstétrica nos países em desenvolvimento [20,21]. No que diz respeito às patologias infecciosas, a endometrite pós-parto, infelizmente frequente na literatura com uma taxa que varia entre 1,9 e 30% [22], é a complicação mais temida, uma vez que enfraquece a cicatriz uterina e expõe a mulher a uma rutura uterina subsequente. No nosso estudo, as elevadas taxas de endometrite pós-parto podem ser explicadas pela frequência igualmente elevada de baixo estatuto socioeconómico e ambiente cirúrgico precário, a abertura precoce das membranas e a revisão manual sistemática da cavidade uterina após o parto, a fim de excluir a desunião da cicatriz antiga, que é uma prática comum, nomeadamente no Hospital Geral de Referência de BIMPEBA em Mbuji-Mayi, em Lubumbashi no SENDWE e nas Clínicas da Universidade de Lubumbashi.

Por fim, o verdadeiro problema do útero cicatricial grávido é o medo da rutura uterina, o que justifica atitudes obstétricas tão variadas quanto frustrantes. O nosso estudo regista uma taxa de rotura uterina de 1,57%, estatisticamente independente do local considerado. O mesmo se aplica à mortalidade materna (1,31%), independentemente da via de parto. Estas taxas, comparáveis às de outros autores do continente, e mesmo de países desenvolvidos [13, 14, 17, 19, 22, 23], tranquilizam-nos quanto à boa qualidade da cicatriz uterina nas cesarianas efectuadas em ambiente precário, e quanto à necessidade de uma atenção particular à parturição num útero cicatrizado, com vista a contraindicar a continuação se necessário.

### VI .4. Morbilidade - mortalidade perinatal

A pontuação APGAR no quinto minuto mostrou uma taxa mais elevada de depressão neonatal no Hôpital de l'Amitié Sino - Congolais em Kinshasa (57,8%) e nas Clínicas Universitárias em Lubumbashi (50,60%) do que no Hôpital SENDWE em Lubumbashi (31,2%) e no Hôpital Général de Référence em Lubumbashi (31,2%).

BIMPEBA em Mbuji - Mayi (16,0%), contrastando paradoxalmente com uma taxa de mortalidade perinatal mais baixa no primeiro grupo (5,11%) do que no segundo (10,68%), com uma diferença estatisticamente significativa (p=0,04). Poderá este facto dever-se a uma falha na avaliação do score APGAR ou a insuficiências na reanimação neonatal? A questão coloca-se tendo em conta o facto de ambas as competências exigirem formação, conhecimentos especializados e infra-estruturas adequadas, mais facilmente disponíveis na cidade e na formação universitária do que na periferia da cidade. Quaisquer que sejam as razões, as taxas de morbilidade e mortalidade perinatais encontradas neste estudo são comparáveis às relatadas na literatura africana [7, 8, 14, 17] e sugerem que devem ser feitos esforços para melhorar a gestão perinatal em caso de parto num útero cicatrizado (monitorização eletrónica intraparto, assistência neonatal qualificada).

### VII 5. Procedimentos de entrega

A disparidade de resultados relatados na literatura deve-se, entre outras razões, à diferença de condições clínicas e à ausência de uma atitude homogénea dos obstetras perante o parto num útero cicatrizado [12]. Alguns autores autorizam o teste uterino em 27,8% dos casos, e o seu sucesso varia entre 45 e 92,5% [12]. No nosso estudo, quase metade das pacientes tiveram parto vaginal, independentemente da localização geográfica do hospital. A taxa de realização de testes uterinos encontrada nas três maternidades de Kinshasa (Hôpital de l'Amitié Sino - Congolais) e Lubumbashi (Cliniques Universitaires e SENDWE) pode ser atribuída à seleção rigorosa dos casos submetidos a testes uterinos, a fim de maximizar as hipóteses de sucesso, uma vez que a taxa de partos vaginais após cesariana depende da qualidade da seleção das pacientes. De facto, tem sido relatado que as complicações do útero cicatricial ocorrem principalmente no caso de testes uterinos [13]. A taxa elevada observada no Hospital Geral de Referência de BIMPEBA em Mbuji - Mayi, num ambiente onde a plataforma técnica obstétrica e o pessoal qualificado são extremamente deficientes, deve fazer-nos refletir sobre os objectivos que estamos realmente a perseguir quando escolhemos a via de parto. Em suma, a taxa relativamente baixa de partos vaginais não é de modo algum sinónimo de uma "baixa taxa de tentativas de parto vaginal", sendo os insucessos certamente punidos com cesariana. Entre o medo de complicações de alguns profissionais e a temeridade de outros, pode haver, com taxas diferentes consoante o local, por um lado, muitas cesarianas abusivas e, por outro, oportunidades perdidas de cesariana, dada a morbilidade feto-materna envolvida.

### VIII . Determinantes do insucesso do teste uterino

Os factores associados ao insucesso do teste uterino permitem informar precocemente o obstetra sobre as possibilidades de parto natural.

A taxa de insucesso dos testes uterinos varia na literatura. Ela varia de 13 a 51% [15, 57]. [2]Os 67 estudos na meta-análise de Guise et al (14 prospectivos e 53 retrospectivos) [57] mostram que a taxa de sucesso do teste uterino foi de 74% (IC 95% [75, 36], *n* =368 304) com heterogeneidade significativa (I >98%) sem que tenham sido encontrados quaisquer factores explicativos para esta diferença (ano do estudo, país de origem do estudo, termo do parto e tipo de estudo).

O nosso estudo identificou quatro factores explicativos para a falha do teste uterino, que foram utilizados para definir o acrónimo **PAUM** para o score, nomeadamente

- Apresentação do feto e
- Idade materna ;

- Altura uterina ;
- Rutura prematura das membranas.

## 1. Idade materna e insucesso do teste uterino

O objetivo desta discussão é determinar se, no nosso meio, existe um limiar de idade materna acima ou abaixo do qual, devido a uma baixa taxa de sucesso do teste uterino e/ou a complicações maternas e perinatais elevadas, uma cesariana seria preferível à TAVB num útero cicatrizado.

Com uma média não idêntica nas quatro maternidades incluídas no estudo (p = 0,017), as pacientes da nossa casuística tinham uma média de idade de 31,28 ±7,38 anos. Na análise bivariada, a maior proporção de morbidade perinatal foi registrada entre as pacientes com idade superior a 35 anos (OR: 4,33; IC95%: 1,23 - 15,25; p= 0,022). E após ajuste com regressão logística, a idade materna foi estatisticamente associada à morbidade perinatal. Como um dos factores que explicam o resultado do teste uterino, e em comparação com a idade de 20 a 35 anos, uma idade inferior a 20 anos tinha 3 vezes mais probabilidades de falhar um teste uterino.

As consequências obstétricas a longo prazo da cesariana electiva em pacientes idosas não são as mesmas que em pacientes mais jovens, uma vez que as possibilidades de futuras gravidezes são menos importantes nesta subpopulação. Vários autores concordam que as taxas de CUA aumentam diretamente com a idade: mais baixas para as pacientes com menos de vinte anos e mais altas para aquelas com mais de quarenta [43].

Em 2002, o estudo de Bujold et al (n = 2493) [43], realizado em pacientes que nunca haviam dado à luz por via natural, mostrou que as taxas de sucesso do teste uterino foram de 71,9%, 70,7% e 65,1% (p = 0,06), respetivamente, para pacientes com menos de 30, 30 a 35 e mais de 35 anos de idade, e de 91,5%, 91,1% e 82,9% (p = 0,005) para pacientes que já haviam dado à luz por via natural. As taxas de rotura uterina não diferiram entre estes grupos etários: 2,0%, 1,1% e 1,4% (p=0,404) para as doentes sem antecedentes de parto vaginal e 0,0%, 0,3% e 0,9% para as que tiveram um parto vaginal anterior. Em 2003, por outro lado, o estudo de Shipp et al [29], envolvendo mais de 3000 pacientes, relatou que uma idade materna superior a 30 anos aumentava o risco de rutura uterina por um fator de 3. Essa diferença persistiu mesmo após o ajuste para peso ao nascer, intervalo entre a cesariana e o parto subsequente, indução do parto e uso de ocitocina.

Dois estudos [47, 58] analisaram o efeito da idade materna no risco de rutura uterina e na taxa de sucesso dos testes uterinos. Eles concluíram que o aumento da idade materna reduziu a possibilidade de parto natural. Este resultado não é específico para pacientes com úteros cicatrizados, pois também foi descrito em pacientes com úteros não cicatrizados [84].

Oito estudos de coorte relataram, em análise uni ou multivariada, uma associação entre a idade materna e a taxa de sucesso do teste uterino. Em cinco desses estudos, a taxa de sucesso foi maior em pacientes com menos de 40 anos de idade [10, 43], enquanto nos outros três não houve diferença significativa na taxa de sucesso do teste uterino de acordo com a idade materna [13, 59].

Em todo o caso, a literatura não fornece provas suficientes para determinar um limiar de idade materna acima do qual uma cesariana electiva é preferível a um teste uterino no caso de uma AU. No entanto, o futuro obstétrico da paciente deve ser tido em conta aquando da informação e decisão sobre o modo de parto para estas pacientes.

Embora fosse excessivo concluir que a idade da doente, por si só, estaria associada ao sucesso e/ou insucesso do teste uterino, vários autores concordam com dois factos principais: que a idade, por si só, não tem influência na qualidade da cicatriz uterina, exceto através da paridade, e que existe uma relação de causa e efeito entre o aumento da idade e a morbilidade materna e perinatal [10, 43, 60].

**2. Altura uterina e insucesso do teste uterino**

Na nossa série, as doentes com um útero cicatricial cuja altura uterina era superior a 34 cm foram significativamente associadas ao risco de insucesso durante o teste uterino (OR: 2,73; IC95%: 1,13 - 6,57).

Dado que a metodologia utilizou um parâmetro pré-natal, o peso fetal foi excluído do modelo de regressão logística por duas razões principais: em primeiro lugar, está naturalmente associado à altura uterina (fiabilidade subjectiva por ser dependente do operador), o que pode levar à instabilidade do modelo por colinearidade;

em segundo lugar, a previsão do insucesso ou sucesso do teste uterino em relação ao parâmetro peso do recém-nascido pressupõe que este já tenha nascido (a não ser que se faça referência, aceitando as suas limitações, ao peso ecográfico). É por isso que temos uma variável de substituição, neste caso a altura uterina, que também mede indiretamente o peso fetal, apesar de oferecer uma vantagem prática e económica (a ecografia não está disponível para todos). Uma vez que as gravidezes múltiplas foram excluídas do nosso estudo e que não foram registados casos de hidrâmnios, apenas discutiremos os aspectos relacionados com a macrossomia fetal.

Alguns autores aconselham a cesariana profiláctica para a sobredistensão uterina, que consideram ser uma contraindicação formal para o teste uterino [43, 60]. Outros, por outro lado, tentaram demonstram, sem determinar a causa, que a sobredistensão uterina não pode contraindicar - parto vaginal num útero cicatrizado [25].

A probabilidade de parto vaginal num útero cicatrizado está diretamente relacionada com o peso do feto [39].

A ocorrência de macrossomia fetal em paciente previamente submetida à cesárea é um evento freqüente, representando cerca de 16% dos partos em útero cicatrizado. Na literatura, a taxa de sucesso do teste uterino em pacientes que deram à luz macrossomia varia entre 40 e 92%, com média de 69% em uma revisão de 807 casos [61,62].

Flamm [63] relata uma taxa de sucesso de 78% para o grupo com peso ao nascer < 4.000 g, 58% para o grupo com peso ao nascer entre 4.000 e 4.499 g, e apenas 43% se o peso ao nascer for maior que 4.500 g. Flamm [63] também observa que a taxa de parto vaginal de macrossomia em pacientes previamente cesarianas é estatisticamente muito menor (90% *vs* 55%) em comparação com o teste de parto em um útero não cicatrizado.

O risco de rutura uterina durante a testagem uterina em casos de macrossomia fetal é estimado em 0,3% na série de Flamm [63], que incluiu 301 casos, e em 0,7% na série de Phelan [39], que incluiu 140 casos. Esse risco parece ser semelhante ao observado em casos de peso fetal normal (< 4.000 g). O risco de deiscência uterina foi de cerca de 0,7% na série de Flamm [63] e de 2,1% na de Phelan [39]. Esse risco não é diferente daquele encontrado para um peso fetal inferior a 4000 g.

Nos casos de macrossomia fetal, o parto vaginal apresenta um risco maior de distocia de ombro, o que expõe a mãe a um risco de trauma obstétrico, incluindo paralisia do plexo braquial [61]. No entanto, a maioria dos autores considera que, na ausência de outros factores de risco, nomeadamente a diabetes materna, a suspeita de macrossomia fetal não justifica a realização de uma cesariana sistemática, tanto mais que as técnicas actuais de estimativa do peso fetal não são suficientemente fiáveis [39].

A cesariana secundária após insucesso do teste uterino está associada a maior morbilidade materna, nomeadamente a complicações graves [64]. Uma avaliação clínica e, por vezes, para-clínica meticulosa das condições obstétricas antes de qualquer teste uterino é, portanto, de extrema importância, uma vez que permite excluir más confrontações feto-pélvicas e evitar um teste uterino condenado ao fracasso devido a possíveis complicações. Uma vez aceite o teste uterino, é essencial uma gestão ativa do trabalho de parto, sob a supervisão rigorosa de uma equipa obstétrica treinada. Deve ser elaborado um partograma para detetar e tratar atempadamente as anomalias do trabalho de parto. A estagnação da dilatação na fase ativa do trabalho de parto para além de 2 horas após a correção das anomalias dinâmicas, bem como a ausência de envolvimento da cabeça do feto após uma hora de dilatação completa, devem levar à interrupção do teste uterino e à realização de uma cesariana.

### 3. Rutura prematura das membranas e falha do teste uterino

Numerosos estudos analisaram os factores obstétricos no trabalho de parto para prever o sucesso do teste uterino. Três estudos prospectivos e um estudo de caso-controlo mostraram que a taxa de sucesso do teste uterino aumentava com a dilatação cervical na admissão ou na altura da rutura das membranas. Os dois estudos que analisaram o apagamento cervical mostraram que o aumento da taxa de sucesso do teste uterino estava relacionado com a percentagem de apagamento cervical, e isto por um fator de dois a seis com o aumento da pontuação BISHOP na sala de partos [4].

Alguns autores sugerem que há um risco relativo de parto hipercinético logo no início do trabalho de parto, porque os níveis de prostaglandina no líquido amniótico são sempre maiores do que os níveis maternos, de 24 a 85 pg para PGE e 5 a 10 pg para PGF [65]. O líquido amniótico contém as prostaglandinas PGE2 e PGF2, que aumentam o número de receptores uterinos para ocitócicos e potenciam o seu efeito uterotónico [4, 22, 66, 67].

Tal como num útero sem cicatrizes, o risco de procidência do cordão aumenta em caso de rutura prematura das membranas [66].

Na nossa série, a rutura da bolsa de água (OR: 3,95; IC 95%: 2,26 - 6,90) foi estatisticamente associada ao insucesso do teste uterino. A rotura prematura das membranas, no caso de patologias concomitantes com a gravidez, foi registada em 11% das doentes, o que significa que quase uma em cada três doentes (34%) foi praticamente admitida com rotura da bolsa de águas. Esta proporção era mais elevada no HGRB e ultrapassava os 40% nos dois hospitais de Lubumbashi. Por outro lado, houve mais partos vaginais entre as pacientes admitidas com uma bolsa de água rompida, quatro vezes mais do que entre aquelas admitidas com uma bolsa intacta (OR: 3,94; IC95%: 2,44 - 6,37). Na análise bivariada, o estado da bolsa de água à admissão foi estatisticamente associado à morbilidade perinatal. De facto, 43% dos casos de morbilidade perinatal foram registados em doentes admitidos com um saco de água roto, em comparação com apenas 29% em doentes admitidos com um saco de água intacto (p=0,012). Além disso, 63% dos casos de mortalidade perinatal foram registados em doentes admitidos com uma bolsa de água rompida, em comparação com apenas 37% em doentes admitidos com uma bolsa de água intacta (p=0,002). Além disso, na análise multivariada, as pacientes com rotura precoce das membranas tinham 4 vezes mais probabilidades de ver o seu filho morrer durante o período perinatal (OR: 3,82; IC 95%: 1,67 - 8,71; p=0,001). Após ajuste com regressão logística, a rutura do saco hídrico na admissão foi significativamente associada à morbilidade e mortalidade perinatais.

**4. Apresentação e fracasso do teste uterino**

A nossa discussão centrar-se-á nas apresentações deflectidas (bregma e face), nas variedades posteriores do vértice e na apresentação pélvica. As apresentações transversais e as da fronte, que são francamente distócicas, foram excluídas do nosso estudo.

Na espécie humana, a confrontação cefalopélvica obriga a cabeça do feto a fletir-se para o parto, de modo a reduzir o seu diâmetro antero-posterior. Em menos de 1% dos casos, este mecanismo não ocorre, deixando em vez disso uma deflexão mais ou menos significativa da cabeça. Este facto define as apresentações cefálicas deflectidas. Estas apresentações caracterizam-se por um trabalho de parto longo e por uma mecânica obstétrica complexa. As variedades posteriores de apresentação de vértice parecem ser classicamente menos eutócicas do que as variedades anteriores, com um prognóstico obstétrico e fetal menos favorável [67].

Quando um útero cicatrizado está associado a uma apresentação que não seja uma apresentação cefálica bem flexionada, a atitude geralmente adoptada é a realização de uma cesariana iterativa sistemática [68]. No entanto, esta atitude não é aceite por alguns autores que referem que o teste uterino na apresentação pélvica dá bons resultados, com baixas taxas de complicações [69]. O parto vaginal de um feto pélvico coloca o problema do risco de rutura uterina durante as manobras de extração. Por receio deste risco num útero cicatrizado, alguns autores optam por uma cesariana iterativa sistemática quando se combina um útero cicatrizado e uma apresentação pélvica [4, 33]. Isto contrasta com outros autores que relatam uma baixa taxa de complicações quando um teste uterino é realizado numa apresentação pélvica [70].

Na nossa série, as doentes com uma apresentação diferente da cefálica occipital (OR: 5,46; IC 95%: 3,13 - 10,95) estavam em risco de falhar o teste uterino. Este facto sugere uma possível relação com a génese das apresentações distócicas, cujas etiologias são diferentes para cada uma delas.

Consequentemente, se for detectada uma apresentação distócica durante o 3º trimestre de gestação, a doente deve ser observada mais frequentemente e deve ser efectuada uma investigação etiológica antes de se concluir que a apresentação é idiopática.

## IV.7. Pontuação de previsão AUC

O objetivo das pontuações preditivas é avaliar a probabilidade de sucesso do teste uterino [71] e a probabilidade de insucesso do mesmo teste [72].

No seu estudo retrospetivo de 10828 úteros cicatrizados, Bensaid et al [70] desenvolveram uma pontuação preditiva do sucesso do teste uterino que foi validada internamente. Apenas três factores foram associados ao sucesso do teste uterino (ausência de causas recorrentes de SC, ausência de história de macrossomia fetal e ausência de anemia materna). A pontuação foi de 1 (um) quando o fator estava ausente e de 0 (zero) quando estava presente.

Outros autores tentaram estabelecer uma pontuação pré-natal preditiva de insucesso do teste uterino num estudo caso-controlo de 336 indivíduos. Este estudo previu uma taxa de insucesso do teste uterino em 63% dos casos, embora alguns outros autores questionem a fiabilidade desta pontuação [74, 75].

Flamm et al [47], na sua série, estudaram uma coorte prospetiva de 5000 pacientes e mantiveram cinco factores para prever a taxa de sucesso do teste uterino (idade materna, história prévia de VBA, indicação de SC anterior, toque vaginal na admissão, dilatação e grau de apagamento cervical). Foi encontrada uma correlação positiva entre a taxa de sucesso do teste uterino e a pontuação calculada, variando de 49,1% para as pontuações 0 - 2 a 94,9% para as pontuações 8 - 10.

Na nossa série, mantivemos dois tipos de factores explicativos para o insucesso do teste uterino. O primeiro foi o fator sócio-demográfico (idade materna) e o segundo foram três factores obstétricos (altura uterina, apresentação fetal e rotura prematura de membranas).

A pontuação que definimos para prever o insucesso do teste uterino baseou-se nestes quatro elementos: idade materna, estado da bolsa de água na admissão, altura uterina e apresentação fetal. Com uma pontuação mínima de 4, uma pontuação máxima de 16 e um limiar de 7, uma pontuação total maior ou igual a 7 indica um risco de insucesso do teste uterino.

A maioria das pontuações comunicadas baseou-se em números pequenos, coortes retrospectivas ou coortes demasiado antigas e com práticas médicas desactualizadas, o que introduz numerosos enviesamentos.

O nosso score validou uma metodologia bastante robusta (estudo prospetivo, regressão logística, validação interna) cuja área sob a curva ROC de 74% torna a sua fiabilidade aceitável.

# CONCLUSÃO

A realização deste trabalho foi motivada pelo desejo de contribuir para a prevenção e/ou minimização do risco de morbilidade e mortalidade materna em caso de parto em útero cicatricial num ambiente obstétrico com recursos limitados. O presente estudo tem, portanto, como objetivo contribuir para a redução da morbilidade e mortalidade materna e perinatal através da gestão racional dos partos em útero cicatricial em ambientes hospitalares com poucos recursos.

Para o efeito, realizámos um estudo prospetivo, multicêntrico, transversal e analítico de doentes com cicatrizes uterinas em quatro hospitais diferentes da República Democrática do Congo:

1. O Hospital da Amizade Sino-Congolesa (HASC) em Kinshasa
2. Hospital Geral de Referência de BIMPEBA (HGRB) em Mbuji - Mayi
3. Clínicas da Universidade de Lubumbashi
4. Hospital SENDWE em Lubumbashi

Este estudo permitiu-nos identificar 4 determinantes dos resultados materno-fetais e do teste uterino, bem como da morbilidade e mortalidade materna e neonatal, que definem o score PAUM para prever a falência do teste uterino.

A utilização deste score preditivo nas pacientes deverá ter como efeito a melhoria da qualidade das indicações para a via uterina superior, o aumento das taxas de cesarianas profiláticas e a melhoria da seleção das pacientes submetidas a testes uterinos. Todos estes efeitos, estamos convencidos, contribuirão para uma redução da morbilidade e mortalidade fetal e materna associadas à gestão do parto em úteros cicatrizados.

Por conseguinte, recomendamos :

**Obstetras, médicos de clínica geral e parteiras:** a partir de agora, utilizar esta pontuação antes de tomar qualquer decisão sobre a escolha da via para terminar um parto num útero com cicatrizes;

**Os hospitais da RDC**, principais beneficiários desta verba, deveriam organizar sessões de formação para obstetras, médicos de clínica geral e parteiras. Acreditamos que a sensibilização ao nível das bases é a melhor forma de garantir que a nossa modesta contribuição tenha um efeito multiplicador definitivo;

**Ao Ministério da Saúde Pública:** que adopte a utilização deste score na política nacional de saúde reprodutiva e que popularize, com os seus **Parceiros**, a sua experimentação e utilização à escala nacional;

**O Ministério do Ensino Superior e Universitário**, através dos seus programas especializados: dar uma nova orientação ao curso de obstetrícia ministrado nas várias faculdades de medicina com base nesta pontuação que prevê o resultado do exame uterino.

# BIBLIOGRAFIA


1. **Durnwald C, Mercer B.** *Vaginal birth after cesarean delivery: predicting success, risks of failure.* J Matern Fetal Neonatal Med. 2004 Jun; 15(6): 388-93.
2. **Aboulfalah A, Abbassi H, El karroumi M, Morsad F, Samouh N.** *Parto de um bebé grande num útero com cicatrizes: o papel dos testes uterinos em 355 casos.* J. Gynecol. Obstet. Biol. Reprod.2000 ;29 : 409-413.
3. **Smith GCS, White IR, Pell JP, Dobbie R.** *Predicting cesarean section and uterine rupture among women attemping vaginal birth after prior cesarean section.* Plos. Med.2005; 2.
4. **Haumonte JB, Raylet M, Sabiani L, Francke O, Bretelle F, Boubli L.** *Que factores influenciam a via de parto em casos de tentativa de parto vaginal num útero cicatrizado? J* Gynecol Obstet Biol Reprod, 2012.13.
5. **Parecer do Comité Acog.** *Indução do trabalho de parto para parto vaginal após cesariana.* Int, J. Gynecol. Obstet.2002; 77: 303-304.
6. **Organização para a Cooperação e Desenvolvimento Económico.** Dados de Saúde. Acedido em 04/07/2012: http://wwwoecdorg/health/healthdata

   Medicina de África. 2006 ;5305 : 293-298
7. **Adjahoto E O, Ekoevi DK, Hodonou K.** *Factores preditivos do resultado de um teste uterino num ambiente pouco equipado.* J. Gynecol. Obstet. Biol. Reprod.2001 ;30 : 174-179.
8. **Kizonde K, Kinekinda X, Kimbala J, Kamwenyi K. Cesariana** *num contexto africano. Exemple de la maternité centrale Sendwe de Lubumbashi - R.D. Congo.* Médecine d'Afrique Noire, 2006; 5305: 293 - 298.
9. **Fitzpatrick KE, Kurinczuk JJ, Alfirevic Z, Spark P, Brocklehurst P, Knight M**. *Uterine rupture by intended mode of delivery in the UK: a national case - control study.* PLoS Med. 2012; 9: el 001184.

10. **Colégio Americano de Obstetras e Ginecologistas**. *Modo de parto pélvico simples a termo: opinião do comité ACOG número 265.* J. Obstet. Gynecol.2001; 98: 189-190.

11. **Appleton B, Targett C, Rasmussen M, Readman E, Sale F.** *Vaginal birth after Caesarean section: an Australian multicentre study*. Aust N Z J Obstet Gynaecol, 2000**;** vol. 40, p. 87-91.

12. **Cassignol C, Rudigoz CR**. *Gravidez e útero cicatrizado*. E.M.C., 2003; 5-016-D-20.

13. **Zelop CM, Shipp TD, Cohen A, Repke JT, Lieberman E**. *Trial of labor after 40 weeks' gestation in women with prior cesarean section. Obstet Gynecol.*2001; 97:391-3.

14. **Boffendakini JR, Rahma RT, Lokomba BV.** *Parto em útero com cicatrizes nas Clínicas Universitárias de Kinshasa, Annales Africaines de Médecine.* 2013; volume 6, número 3; 1430 - 1437.

15. **Blondel B, Lelong N, Kermarrec M, Goffinet F.** *Trends in perinatal health in France between 1995 and 2010: results from the national perinatal surveys.* J Gynecol Obstet Biol Reprod (Paris)**.** 2012; 41:151-66.

16. **Colégio Americano de Obstetras e Ginecologistas.** *Vaginal birth after previous cesarean delivery, clinical management guidelines for Obstetrician-Gynecologists*. ACOG Pract Bull**.** 1998; 54 : 1-10.

17. **Sociedade de Obstetras e Ginecologistas do Canadá, SOGC.** *Clinical Practice Guidelines for vaginal birth after previous caesarean birth, Número 155 (Substitui a diretriz Número 147).* fevereiro Int J Gynaecol Obstet. 2005; 89 : 319-331.

18. **Royal College of Obstetricians and Gynaecologists (Colégio Real de Obstetras e Ginecologistas).** *Nascimento após cesariana anterior. Green Top Guideline*. 2005; fevereiro, n.º 45.

19. **Tshilombo KM, Mputu L, Nguma M, Wolomby M, Tozin R, Yanga K.** *Delivery in Zairean pregnant women previously caesareanised.* J Gynecol Obstet.1991**;** 20: 568 - 574.

20. **Nkunzumwami E**. *les enjeux sociopolitiques et économiques en république democratique du congo (rdc).* harmattan, Paris, ed. 2011, 56-89.
21. **Pridjian G**. *Labor after prior cesarean section*, Clin Obstet Gynecol *1992*; 35, 3: 445-456.
22. **Papiernick E, Cabrol D, Pons JC.** *Obstétrique.* ère Flammarion, Paris, 1 éd.1998; 1191-1204.
23. **Cosson M, Dufon P, Nayama M, Vinatier D, Monnier JC.** *Prognóstico obstétrico da cicatriz uterina: 641 casos.* J Gynecol Obstet Biol Reprod. 1995; 24: 434-439.
24. **Sanchez-Ramos L, Gaudier FL, Kaunitz AM**. *Amadurecimento cervical e indução do trabalho de parto após cesariana prévia.* Clin Obstet Gynecol 2000; vol. 43, p. 513-23.
25. **Haddad S, Maria B.** *Parto em útero cicatrizado: 150 casos. Rev Fr, Gynécol. Obstet. 1994 ; 89, 12, 606-612.*
26. **Demianczuk N, Hunter D, Tylor D**. *Trial labor after previous cesarean section: prognoses indicators of outcome*. Am J Obstet Gynecol1982; 142, 640-642.
27. **Lehmann M, Hedelin G, Sorgue C, Gollner GL, Grall C, Chami.** *Factores preditivos da via de parto em mulheres com cicatriz uterina.* J Gynecol Obstet Biol Reprod 1999; 28: 358-368.
28. **Wasef WRK.** *An audit of trial of labour after previous caesarean sections.* J Obstet Gynaecol 2000; 20 (4): 380- 381.
29. **Shipp TD, Zelop C, Cohen A, Repke JT, Lieberman E.** *Febre pós-cesariana e rutura uterina numa tentativa subsequente de trabalho de parto.* Obstet. Gynecol. 2003; 101 (1): 136-139.
30. **Eng JJ, Sangla N, Tanoh L, Hocke G.** *Trabalho de parto induzido num útero com cicatrizes*. Rev Fr Gynecol Obstét 1992; **87**, 4: 188-190.
31. **Bujold E, Mehta SH, Bujold C, Gauthier RJ.** *Intervalo entre partos e rutura uterina. Am J Obstet Gynecol* 2002; 187: 1199-1202.
32. **Granovsky-Grisaru S, Shaya M, Diamant YZ.** *The management of labor in*

*women with more than one uterine scar: Is a repeat cesarean section really the only "safe" option? J Perinat Med 1994*; 22: 13-7.

33. **Diallo FB, Diallo MS, Bangoura S, Diallo AB, Camara Y.** *Rutura uterina na maternidade central de referência de Niamey.* Médecine Afrique Noire 1998, 45 (5): 310-315.

34. **Chattopadhay SK, Sherbeeni MM, Anokute CC**. *Parto vaginal planeado após duas cesarianas anteriores.* Br J Obstet Gynecol 1994 vol 101, p. 498-500.

35. **Hamet Tidjani A, Gallais A, Garba M**. *L'accouchement sur utérus cicatriciel au niger : a propos de 590 cas.* Médecine d'Afrique Noire. 2001 ; 48 (2).

36. **Hammoud A, Hendler I, Gauthier R J, Berman S, Sansregret A, Bujolde.** *The effect of gestational age on trial of labor after cesarean section.* J Matern Fetal Neonatal Med.2004 ; 15:202-6.

37. **Ruiz-Velasco V, Beltran FR, Bejarano OT**. Parto por cesariana: morbilidade e mortalidade. *J Gynecol Obstet Biol Reprod.*1973 ;*2*: 673684.

38. **Huang WH, Nakashima DK, Rumney PJ, Keegan KA, Chan K.** *Interdelivery interval and the success of vaginal birth after cesarean delivery (Intervalo entre partos e o sucesso do parto vaginal após cesariana).* Obstet. Gynecol, 2002; 99 (1): 41-44.

39. **Phelan JP, Eglinton GS, Horenstein JM, Clark SL, Yeh Sze-Ya.** *Previous cesarean birth: trial of labor in women with macrosomic infants*. J Reprod Med; 1984. 29: 36-40.

40. **Myles TD, Santolaya-Fargas J.** *Vaginal birth after cesarean delivery: predictors of success or failure.* Obstet Gynecol 2002; 99 (4) suppl: 5556.

41. **Lansac J, Magnin G**. *Obstétrique* . 4ª edição. Paris: Masson. 2008.

42. **Akotionga M, Lankoande J, Gue M J, Kone B.** *Rupturas uterinas na maternidade do CHN-YO.* Médecine Afrique Noire, 1998, 45 (8-9): 508-510.

43. **Bujold E, Mehta SH, Bujold C, Gauthier RJ.** *Intervalo entre partos e rutura uterina.* Am. J. Obstet. Gynecol.2002; 187: 1199-1202.

44. **Bromley B, Pitcher BL, Klapholz H, Lichter E, Benacerral BR.** *Sonographicappearanceofuterine scardehiscence* . Int.J.Gynecol.Obstet.1995; 51: 53-56.

45. **Michaels WH, Thompson HO, Boutt A, Schreiber RF, Michaels SL.** *Diagnóstico ultrassonográfico de defeitos no segmento uterino inferior cicatrizado durante a gravidez.* Obstet.Gynecol.1998; 1: 112-120.

46. **Martel MJ, MacKinnon CJ**. *Comité de Prática Clínica Obstétrica, Sociedade de Obstetras e Ginecologistas do Canadá. Guidelines for vaginal birth after previous Caesarean birth (Diretrizes para o parto vaginal após cesariana anterior*). J Obstet Gynaecol Can. 2005 Feb; 27(2):164-88.

47. **Flamm BL, Newman LA, Thomas ST, Fallon D, Yoshida MM.** *Vaginal Birth after cesarean delivery: results of a 5 year multicenter collaborative study.* Obstet gynecol, 1990; 76:750-4.

48. **Garg VK, Ekuma-Nkama EN.** *Vaginal birth following cesarean deliveries: Are the risks exaggerated.* Ann Saud Med 2004 ; 24 (4): 276279.

49. **Esposito MA, Menihan CA, Malee MP.** *Association of inter pregnancy interval with uterine scar failure in labor: A case control study.* Am J Obstet Gynecol 2000, 183 (5).

50. **Khalek N, Blackwell S, Hendler I, Berman S, Gauthier R, Bujold E.** *Obstetric outcomes in women with two prior cesarean deliveries undergoing a trial of labor.* Am. J. Obstet. Gynecol.2003; 189 (6): s125.

51. **Dicle O.** *Avaliação por ressonância magnética da cicatrização de incisões após cesarianas*. Eur. Radiol.1997; 7 : 31-34.

52. **Cahill A, Stamilio DM, Pare E, Peipert JP, Stevens EJ.** *Tentativa de parto vaginal após cesariana (VBAC) em gestações gemelares: é seguro?* Am J Obstet Gynecol, 2005; 193 (suppl.1), 1050-1055.

53. **Kraiem J, Ben Brahim Y, Chaabane K, Sarraj N, Chiha N, Falfoula A.** *Indicadores de sucesso do parto vaginal após cesariana: uma proposta de pontuação preditiva.* Tunis Med, 2006, janvier; 84(1): 16-20.

54. **Kieser KE, Baskett TF**. *Um estudo de base populacional de 10 anos sobre*

*rutura uterina. Am J ObstetGynecol.*2002; vol. 100, p. 749-53.

55. **Adama D, Zekiba T, Ouédraogo J L, Oumarou T, Moussa B.** *Outcome of scar uterus deliveries in a university hospital in Burkina Faso.* Jornal Médico Pan-Africano. 2012; 12 : 95.

56. **Agência para a Investigação e Qualidade dos Cuidados de Saúde**. *Parto vaginal após cesariana: novos conhecimentos.* Publicação AHRQ N°.10-E003 2010.

57. **Picaud A, Nlome-Nze AR, Ogowet N, Engongah T, Ella-Ekogha A.** *Parto de cicatrizes uterinas: A propos de 606 cas pour 62193 accouchements*. Rev Fr, Gynecol Obstet1990; 85, (6): 387-392.

58. **Mercer BM, Gilbert S, Landon MB, Spong CY, Leveno KJ, Rou DJ.** *Instituto Nacional de Saúde Infantil e Desenvolvimento Humano Rede de Unidades de Medicina Materno-Fetal. Labor outcomes with increasing number of prior vaginal births after cesarean delivery.* Obstet Gynecol.2008; 111:285-91

59. **Landon MB, Leindecker S, Spong CY, Bloom S, Varner MW, Moawad AH et al.** *The MFMU Cesarean Registry: factors affecting the success of trial of labor after previous cesarean delivery.* Am J Obstet Gynecol, 2005; 193: 1016-1023.

60. **Seoud M, Nassar A, Usta I, Melhem Z, Kazma A, Khalil A**. *Impacto da idade materna avançada no resultado da gravidez*. Am J Perinatol, 2002; 19 : 1-7.

61. **Molloy BG, Sheil O, Duignan NM**. *Parto após cesariana: revisão de 2.176 casos consecutivos.* Br Med J, 1987; 294: 1645-7.

62. **Ollendorff DA, Goldberg JM, Minogue JR, Socol ML.** *Vaginal birth after cesarean section for arrest of labor: is success determined by maximum cervical dilatation during the prior labor?* Am J Obstet Gynecol, 1988; 159: 636-9.

63. **Flamm BL, Goings JR.** *Parto vaginal após cesariana: a suspeita de macrossomia fetal é uma contraindicação?* Obstet Gynecol.1989; 74: 694-7.

64. **Olshan AF.** *Comparação da prova de trabalho de parto com uma segunda cesariana electiva.* N Engl J Med 1996; 335: 689-95.

65. **Roger V, Barret J, Bossart H, Lewin D, Renaud R**. *Traité d'obstétrique : la grossesse pathologique dystocique.* tome II, Masson, Paris.1983.

66. **Merger R, Levy J, Melchior J.** *Précis d'obstétrique.* 6ª edição. Paris: Masson. 2001.

67. **Mehats C, Schmitz T, Marcellin L, Breuiller-Fouche M.** *Biochemistry of premature rupture of foetal membranes.* GynecolObstet Fert.2001; 39: 365-69.

68. **Dyack C, Hughes PF, Simbakalia J.** *Vaginal delivery in the grand multipara following previous lower segment cesarian section.* J Obstet Gynaecol Res 1997; 23, 2: 219-222.

69. **Riethmuller D, Schaal JP.** *Preservação das membranas antes da grande extração de um segundo gémeo em apresentação transversal.* La lettre du gynécilogue N°296 novembro 2004.

70. **Bensaid F, Filali A, Moussaoui DR, Bezad R, Chraibi C, El Fihri S, Alaoui T.** *Parto de úteros com cicatrizes na C*
*Rabat, Marrocos, cerca de 200 casos.* Rev Fr Gynécol Obstet 1996**;** 91, 5: 217-22.

71. **Weinstein D, Benshushan A, T Anas V, Zilberstein R, Rojansky N.** *Predictive score for vaginal birth after cesarean section.* Am J Obstet Gynecol 1996; 174: 192-8.

72. **Kugler E, ShohamVardi I, Burstien E, Mazor M, Hershkovitz R.** *The safety of a trial of labor after cesarean section in a large multiparous population.* Arch Gynecol Obstet, 2008; 277: 339-44.

73. **Weinstein D, Benshushan A, Ezra Y, Rojansky N.** *Vaginal birth after cesarean section: current opinion.* Int. J. Gynecol. Obstet.1996; 53: 1-10.

74. **Benzineb M, Bellasfar B, Bouguerra MT, Amri R.** *Parto por via vaginal após cesariana.* A propos de 173 épreuves.1998.

75. **Zwart JJ, Richters JM, Ory F, De Vries JI, Bloemenkamp KW, Van**

**Roosmalen J.** *Uterine rupture in The Netherlands: a nationwide population-based cohort study.* BJOG, 2009; 116(8):1069-78.

76. **Al- Zirqi L, Stray-Pedersen B, Forsen L, Vangen S.** *Rutura uterina após cesariana prévia.* BJOG.2010; 117:809-20.
77. **Nabhan AF.** *Long term outcomes of two different surgical techniques for cesarean (Resultados a longo prazo de duas técnicas cirúrgicas diferentes para cesariana)*, Intgynecol. Obstet .2007; sept. p 27.
78. **Aisien AO, Oronsaye AU.** *Parto vaginal após uma cesariana anterior numa instituição terciária na Nigéria.* J Obstet Gynecol 2004; 24 (8) : 886-890.
79. **Bais JM, Van Der Borden DMR, Pel M, Bonsel GJ, Eskes M, Van Der Slinke HJW et al.** *Vaginal birth after caesarean section in a population with low overall caesarean rate.* Eur. J Obstet Gynecol Reprod Biol 2001; 96: 158-162.
80. **Gyamfi C, Juhasz G, Gyamfi P, Stone JL.** Aumento do sucesso da tentativa de trabalho de parto após parto vaginal anterior após cesariana. *Obstet Gynecol.*2004; 104:715-9.
81. **Hannah ME, Hannah WJ, Hewson SA.** *Planeamento de cesariana versus planeamento de parto vaginal para apresentação pélvica a termo: um ensaio multicêntrico aleatório.* Lancet, 2000; vol. 356, p. 1375-83.
82. **Phelan JP, Ahn MO, Diaz F, Brar HS.** *Duas vezes uma cesariana, sempre uma cesariana?* Obstet Gynecol 1989; vol. 73, p. 161-5.
83. **Mozurkewich L E, Hutton E.K. Elective** *repeat cesarean delivery versus trial of labor: A meta- analysis of the literature from 1989 to 1999.* Am. J Obstet Gynecol 2000;183 (5): 1187-1197.
84. **Maisonneuve AS, Haumonte JB, Carcopino X, Shojai R, Bretelle F, Chau C et al.** *Resultado obstétrico e risco de rutura uterina após uma cesariana antes das 32 semanas.* J Gynecol Obstet Biol Reprod, 2011; 40:334-9.
85. **Chauhan S, Magann E, Caroll CS, Barilleaux PS, Scardo JA, Martin JN.** *Mode of delivery for the morbidly obese with prior cesarean delivery: vaginal versus repeat cesarean section.* Am J Obstet Gynecol.2001;1S5:349-54.

86. **Ford AA, Bateman BT, Simpson LL.** *Vaginal birth after caesarean delivery in twin gestations: a large, nationwide sample of deliveries*. Am J. Obstet Gynecol 2006; 195 : 1138 - 1142.

87. **Kayem G, Raiffort C, Legardeur H, Gavard L, Mandelbort L, Girard G.** *Critérios de aceitação da via vaginal de acordo com as caraterísticas da cicatriz uterina.* J Gynecol Obstet Biol Reprod, 2012; 41:753-771.

88. **El Mansouri A.** *Accouchements sur uterus cicatriciel : A propos de 150 cas*. Rev. Fr Gynécol Obstét, 1994**;** 89 (12): 606-612.

89. **Abbassi H, Aboulfalah A, El Karroumi M, Bouhya S, Bekkay M.** *Delivery of scar uteri: can the uterine test be extended?* J. Gynecol. Obstet Biol Reprod1998**;** 27: 425-429.

90. **Roosmalen J.** *Vaginal birth after caesarean section in rural Tanzania (Parto vaginal após cesariana na Tanzânia rural)*. Int J Gynecol Obstet, 1991; 34: 211-215.

91. **Rageth JC, Juzu C, Grossenbacher H.** Parto após cesariana anterior: uma avaliação do risco. Obstet. Gynecol.1999**;** 93: 332-337.

92. **Zine S, Abed A, Sfar E, Mouelhi T, Chelli H.** *Rutura uterina durante o trabalho de parto: 160 casos observados na maternidade de Tunes*. Rev Fr gynécol Obstét 1995; 90 (3), 166-173.

## Félix MOMAT KITENGE

Nascido a 04 de dezembro de 1978 em Lubumbashi, na República Democrática do Congo, Félix MOMAT KITENGE é, desde julho de 2019, Mestre em Estudos Superiores de Estratégia e Defesa no Collège des Hautes Etudes de Stratégies et de Défense (CHESD) em Kinshasa. Em julho de 2017, defendeu com sucesso uma tese para a Agrégation de l'Enseignement Supérieur en Médecine na Universidade de Lubumbashi, no final da qual lhe foi atribuída a distinção "LA PLUS GRANDE DISTICTION" com os Parabéns do Júri.

Félix MOMAT KITENGE tem um mestrado em Planeamento e Implementação de Cuidados Médicos de Emergência pela Universidade de Yonsei, Coreia do Sul (julho de 2013). Desde julho de 2011, é especialista em Ginecologia-Obstetrícia na Universidade de Lubumbashi, a mesma universidade que lhe concedeu o seu Doutoramento em Medicina em julho de 2004, após um brilhante percurso de estudos primários e secundários no Collège Imara Saint François des Sales em Lubumbashi, onde obteve o seu certificado de ensino primário (1992) e o seu diploma estatal em Biologia e Química (1998), respetivamente.

Félix MOMAT KITENGE é Professor Associado na Universidade de Lubumbashi, na República Democrática do Congo. Ensina em várias outras universidades do país (Universidade de Kalemie, Universidade de Kolwezi, Universidade Pedagógica do Congo, Instituto Superior de Técnicas Médicas de Lubumbashi, Instituto Superior de Comércio de Lubumbashi, etc.).

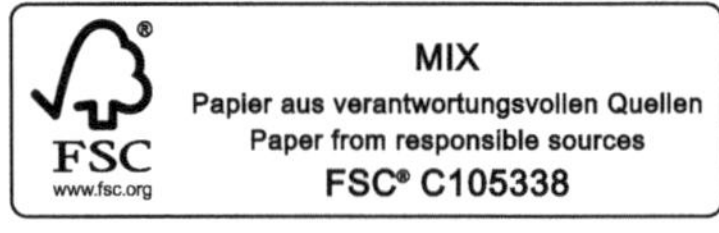


Printed by Books on Demand GmbH, Norderstedt / Germany